clave

Margarita Chávez Martínez es licenciada en nutrición, y ha vivido el vegetarianismo y el naturismo por más de 50 años. Es autora de doce libros, muchos de ellos relacionados con la nutrición vegetariana, las terapias alternativas, la salud y la belleza. Por más de 34 años ha aparecido en programas de radio y televisión para compartir sus conocimientos, además de atender a miles de pacientes, siempre por medio del vegetarianismo y las terapias naturales.

A todos aquellos que en un mundo inundado de productos artificiales buscan acercarse a la naturaleza para recuperar o cuidar su salud, los libros de Margarita les ofrecerán recetas, tratamientos, fórmulas y recomendaciones que mejorarán su calidad de vida.

REMEDIOS
caseros

*Sencillos consejos
para prevenir
y mejorar malestares
o enfermedades*

MARGARITA
CHÁVEZ MARTÍNEZ

DEBOLS!LLO

Remedios caseros

Sencillos consejos para prevenir y mejorar malestares
o enfermedades

Primera edición: febrero, 2017

D. R. © 1999, Margarita Chávez Martínez

D. R. © 2017, derechos de edición mundiales en lengua castellana:
Penguin Random House Grupo Editorial, S. A. de C. V.
Blvd. Miguel de Cervantes Saavedra, núm. 301, 1er piso,
colonia Granada, delegación Miguel Hidalgo, C. P. 11520,
Ciudad de México

www.megustaleer.com.mx

ISBN: 978-607-315-093-4

Impreso en México – *Printed in Mexico*

El papel utilizado para la impresión de este libro ha sido fabricado a partir de madera procedente
de bosques y plantaciones gestionadas con los más altos estándares ambientales, garantizando
una explotación de los recursos sostenible con el medio ambiente y beneficiosa para las personas.

Penguin
Random House
Grupo Editorial

Con gratitud a todos aquellos que, a lo largo de los siglos,
han contribuido al descubrimiento, para nuestro beneficio,
de las virtudes de las plantas medicinales
y de los elementos naturales

ÍNDICE

PRÓLOGO

Desde la prehistoria, el hombre ha acudido a la naturaleza para mantener su salud o para recuperarla cuando la ha perdido.

La vida moderna ha modificado esta necesidad y hoy tenemos una tecnología aplicada a todas las áreas y, por supuesto, también a la medicina, que el hombre de hace apenas unas décadas jamás soñó.

Si bien la tecnología nos ha aportado mucho bienestar, también nos ha alejado peligrosamente de la naturaleza y de nuestras raíces, y en el intento por mantener o recuperar la salud nos hemos visto bombardeados por métodos y medicamentos muy ajenos a nuestras tradiciones y a nuestra esencia.

El aporte de este libro es su sencillez y la intención de recuperar, por lo menos en parte, valiosos conocimientos y remedios de la sabiduría tradicional de nuestro pueblo, que siempre nos mantienen en estrecho contacto con la naturaleza, con la madre Tierra, para no perder de vista nuestro origen y alcanzar así la armonía universal.

Hay que tener en cuenta que los resultados se obtendrán de una forma rápida o paulatina, de acuerdo con las circunstancias y dependiendo de si se trata de un ligero malestar o de una enfermedad arraigada o crónica. Sin embargo, debemos estar seguros de que utilizar las plantas como un medio de curación siempre será una excelente idea, pues éstas, además, brindarán beneficios adicionales a nuestro organismo, por su gran poder depurativo y su alto contenido en minerales que fortalecen nuestra sangre. No hay que olvidar entonces el dicho: "Las plantas jamás traicionan".

Como se ha mencionado, en lo fundamental, el tratamiento es el mismo en todos los casos: eliminar del sistema las acumulaciones tóxicas que interfieren en el funcionamiento normal del organismo y en la regeneración de los tejidos y humores del cuerpo, entendido éste como un todo. El tratamiento local, aunque de mucha importancia, juega un papel menor que el tratamiento general.

Es muy importante tomar en cuenta que lo que este libro presenta son precisamente "remedios caseros", que son terapias efectivas mediante sencillos tratamientos auxiliares para problemas no graves de salud. Para trabajar de una forma profunda e integral una enfermedad, le recomiendo mi libro *Camino a la salud. Terapias naturales para cada enfermedad*.

LA HISTORIA DE LA MEDICINA

2000 a. C.	Toma, cómete esta raíz.
1000 d. C.	Esta raíz es idolatría. Ten, repite esta oración.
1850 d. C.	Esta oración es superstición. Toma, bebe esta poción.
1940 d. C.	Esta poción es aceite de serpiente. Toma, traga esta píldora.
1985 d. C.	Esta píldora no es efectiva. Tómate este antibiótico.
2000 d. C.	Este antibiótico ya no funciona. Toma, cómete esta raíz.

ABSCESOS

*Remedios para abscesos, inflamación por golpes
o hinchazón, reblandecimiento y maduración
de tumores, cicatrización de llagas*

Para acelerar su proceso

Los abscesos suelen presentarse acompañados de inflamación y con una sensación de punzada o pulsación constante. Para ayudar a acelerar su proceso, le recomendamos usar **col** o **cebolla** en cantidades suficientes para cubrir la zona afectada. Póngalas a cocer en poca agua, casi al vapor; déjelas enfriar un poco y, cuando estén ligeramente calientes (a una temperatura tolerable para la piel), colóquelas como cataplasma sobre la zona afectada y déjelas ahí por unos 20 o 30 minutos. Puede cambiarlas cada vez que sea necesario hasta lograr que la inflamación ceda. Esta cataplasma ayudará también a madurar y ablandar el absceso.

Para desinfectar

En toda clase de abscesos, la **cataplasma caliente de pasas** tiene importantes propiedades curativas. Caliente una pequeña cantidad de agua y coloque dentro las pasas que necesite, según el área afectada. Casi de inmediato, en cuanto se calienten, saque las pasas del agua. Escúrralas muy bien y macháquelas; luego, póngalas ligeramente calientes sobre el absceso. Esta cataplasma posee un elevado poder desinfectante.

Inflamación de encías

Si se presenta inflamación en las encías, una forma muy sencilla de ayudar a madurar un absceso es aplicar **una o varias pasas** sobre la zona y mantenerlas ahí. Además de calmar la molestia, ayudará a que el absceso se ablande y sane más rápido.

Para hacer supurar abscesos

Otra opción para combatir abscesos y ayudar a que supuren es la **cataplasma caliente de cebolla**. Para prepararla, ase cebolla en rebanadas, en la cantidad suficiente para cubrir el absceso. Una vez asada, macháquela y agregue un poco de **miel de abeja**. Cuando esté ya a una temperatura tolerable para su piel, colóquela como cataplasma sobre el absceso. Este remedio ayudará a *abrir boca*. Repita la aplicación varias veces hasta que termine de supurar. Cambie la cataplasma cada 2 horas aproximadamente.

Para ayudar a abrir boca

Para ayudar a *abrir boca* cuando se presentan abscesos de pus, utilice **una berenjena** madura. Ya pelada, macháquela y mézclela con **un poco de aceite de coco**. Póngala sobre la zona inflamada y déjela ahí por una hora o más. Si es necesario, repita la operación varias veces hasta lograr que la piel se abra y brote el pus. Los resultados serán más rápidos si realiza la aplicación con esa mezcla ligeramente tibia.

Inflamación por golpes o abscesos

Otra opción rápida y eficaz en casos de inflamación, provocada por golpes o abscesos, es la **cataplasma de harina de arroz**, que ayuda a reblandecer la piel, permitiendo que ésta se abra. Prepárela con agua ligeramente caliente y diluya poco a poco la harina de arroz sin dejar de moverla. No es necesario usar mucha agua, pues debe tener la consistencia de una pasta, aunque no demasiado espesa. Cuando aún esté tibia, aplique la pasta sobre la zona inflamada o sobre el absceso y cubra con un lienzo de algodón; cambie la pasta cada vez que se endurezca.

La cataplasma de harina de arroz también se utiliza cuando hay dolor de pecho provocado por resfriados y se aplica en la zona de la misma manera ya descrita.

Cicatrización rápida de llagas

Una receta para ayudar a la cicatrización rápida de las llagas consiste en utilizar un cocimiento de **hojas de nogal** frescas o secas (25 g), **corteza de encino** o **roble** (20 g) y un litro de agua. Ponga a cocer las hojas durante 10 minutos; enseguida cuele y coloque el líquido en un recipiente para lavar con él la llaga, tres veces al día. Si desea obtener mejores resultados, después de lavar la llaga puede dejar sobre ésta una compresa mojada con ese mismo cocimiento. Otra opción que resulta igual de efectiva es utilizar **25 g de hojas de olivo** en un litro de agua y seguir el procedimiento anterior.

Hinchazones, tumores y abscesos

Las **semillas molidas de fenogreco** son el remedio más eficaz para hinchazones o para reblandecer y madurar tumores y abscesos, incluso espinillas grandes y enterradas que provocan dolor e inflamación sobre la piel. También se utilizan para las heridas o úlceras de la piel con pus, porque el fenogreco extrae el humor corrompido y no permite la cicatrización hasta que éste haya salido del cuerpo. Para preparar la cataplasma, diluya en agua el polvo de las semillas de fenogreco hasta formar una pasta ligera; póngala al fuego, revolviendo constantemente hasta que adquiera la consistencia de una pomada. Para aumentar la eficacia de la cataplasma, en lugar de disolver en agua natural puede utilizar **un poco de vinagre**. Ya hecha, aplíquela en la zona afectada, cambiándola cada vez que se endurezca.

¿Sabía usted que... este remedio fue usado por el padre Tadeo para curar tumores, llagas tuberculosas, postemas cancerosas o heridas gangrenosas?

AFECCIONES Y ERUPCIONES DE LA PIEL

Verrugas, mezquinos, espinas o astillas, úlceras, salpullido, mal olor, suavizantes de la piel, resequedad, grietas, cicatrizantes, estrías

Integridad de la piel

"El agente preventivo más eficaz, barato y fácilmente aplicado contra el frío, y para mantener la integridad de la piel, es el **baño frío de sumersión o de ducha**, tomado por la mañana al levantarse. De todos los tónicos, ya sean médicos o de otra clase, éste no ha sido jamás superado ni igualado, y puede obtenerse sin dinero. De la misma manera que la lluvia de la mañana rejuvenece y refrigera toda la naturaleza, así el baño frío por la mañana comunica nuevos alicientes y alegría a la vida."

Afecciones de la piel

Para lograr una recuperación más rápida en caso de afecciones de la piel es importante que ésta las elimine de manera normal. La **zarzaparrilla** es de gran utilidad porque produce una reacción de sudoración en el cuerpo. Prepare un cocimiento de **25 g de raíz de zarzaparrilla** por 150 ml de agua, y tome una taza al día. Al cocimiento también puede agregarle una pequeña cantidad de **borraja** que ayudará a intensificar la sudoración.

Verrugas

Muchos han sido los remedios utilizados para acabar con las verrugas. Aquí le recomendamos algunos:

- El **aceite de ricino,** aplicado dos o tres veces al día por tres semanas.
- La **leche de higos verdes** o **del papayo,** poner directamente sobre la verruga, también dos o tres veces al día, hasta obtener resultados.
- Otro remedio que ha dado buenos resultados es colocar y asegurar sobre la verruga **una rebanada de ajo** y cambiarla cada mañana y cada noche.
- Un tratamiento más consiste en cubrir la verruga con **miel** todo el día, más o menos durante dos semanas.
- El contenido de una **cápsula de vitamina A,** aplicado sobre la verruga, ayudará a reblandecer el tejido y provocará que se vaya desprendiendo poco a poco; también servirá para regenerar el tejido de esa zona.

Mezquinos

Un tratamiento natural y muy eficaz para combatir los mezquinos es el siguiente: haga una pequeña incisión en el **tronco de una mata de plátano** de cualquier variedad, evitando lastimar la planta. Enseguida brotará un líquido que deberá untar sólo sobre el mezquino. Este procedimiento se debe repetir todos los días hasta obtener resultados.

El **chicalote** es una planta que se ha usado con éxito en el tratamiento de los mezquinos porque segrega una lechita que deberá aplicarse sobre estos todos los días, hasta hacerlos desaparecer.

Para sacar espinas o astillas

Un sencillo parche para sacar espinas o astillas de la piel se prepara con **cinco frijoles cocidos y machacados**. Agrégueles un poco de **sebo** y **sal** y coloque la mezcla en el área inflamada. Sosténgala ahí con cinta adhesiva por 4 o 5 horas, revise y, si es necesario, haga otra aplicación hasta que *abra boca* la piel y expulse la astilla.

Úlceras de la piel

Para úlceras de la piel utilice **un manojo grande de perejil** bien lavado y desinfectado, **pimienta pulverizada, sal** y **medio litro de vinagre**. Haga una mezcla un poco espesa con esos ingredientes y colóquela como cataplasma sobre la úlcera; déjela ahí de 1 a 2 horas y vuelva a aplicar, si es necesario. Puede cubrirla con un lienzo de algodón.

Llagas y salpullido

El té de hojas tiernas de girasol es recomendado para lavar las zonas de la piel que por alguna causa se encuentran llagadas, con erupciones o salpullido.

> Tomado en pequeñas porciones, el té de hojas de girasol es muy recomendable también para trastornos nerviosos.

Erupciones y salpullido

Un té depurativo y especialmente utilizado para erupciones de la piel y salpullido se puede obtener mezclando en pequeñas porciones iguales **salvia, romero, milenrama, cola de caballo, enebrina, llantén, ortiga** y **ajenjo**. Pueden mezclarse, por ejemplo, 10 g de cada una de estas plantas, para ser utilizadas en el momento necesario. El té se prepara con la pequeña porción de hierbas que se toma con la punta de los dedos, por taza de agua. Puede tomarse tres o cuatro veces al día mientras persista la erupción.

Mal olor por sudor

Si usted tiene problemas de mal olor por sudor muy fuerte, añada a su tina de baño de medio a un litro de **jugo de jitomate natural** y permanezca en ella un mínimo de 15 minutos.

Estrías

Para evitar y sanar un poco sus estrías, use una **concha de nácar** bien limpia, agregue en la parte hueca el **jugo de un limón** y déjelo ahí hasta que se convierta en una pasta ligera (cerca de 12 horas). Coloque esta pasta sobre la piel afectada y déjela a manera de mascarilla, mínimo por una hora, hasta que se seque; enjuague muy bien la piel y use una crema hidratante. Puede hacer esto por las noches, antes de acostarse. Al utilizar la pasta vuelva a dejar la concha con el jugo de limón para usarla la noche siguiente.

CONSEJO

Algunas personas también utilizan esta mezcla para quitar manchas de la piel.

Irritaciones y pequeñas úlceras

Utilice la **savia que segrega la parra fresca (vid)**, aplicándola directamente sobre la piel, para curar irritaciones o pequeñas úlceras. Lave la zona dos o tres veces al día con este líquido. Notará los cambios en los olores de su sudación.

Para cicatrizar

El **polvo de corteza de roble** es un magnífico cicatrizante aplicado en forma directa sobre heridas, raspones o incluso sobre erupciones de la piel.

Partes rasposas de la piel

La **cáscara de plátano** es excelente suavizadora de la piel. Utilice la parte blanda, el interior de la cáscara, para frotarse las partes rasposas del cuerpo, como codos y rodillas por unos 5 o 10 minutos, y luego enjuague con un poco de agua. Su piel quedará tersa.

Resequedad y grietas

Cuando hay irritación en la piel por resequedad, o grietas en manos, pies, cara o cualquier otra parte del cuerpo, mezcle **miel** y **glicerina** en proporciones iguales y aplique sobre la zona a manera de mascarilla; déjela ahí hasta por una hora y luego retírela con un poco de agua. Notará una importante recuperación en su piel.

Para suavizar la piel

Puede suavizar la piel del cuerpo y de la cara de una manera muy sencilla y práctica. Coloque sobre la palma de la mano la cantidad de crema que usa normalmente y agréguele el contenido de **una cápsula de vitamina E (aceite)**. Aplique como de costumbre sobre la cara y el cuerpo y espere a que se absorba. De inmediato notará la suavidad de su piel. Úsela después del baño, cuando la piel esté limpia.

ALCOHOLISMO

Remedios para contrarrestar la embriaguez

Para tratar el alcoholismo

El alcoholismo es un serio problema social y familiar en México y en muchos países. En nuestra medicina tradicional existe un remedio que puede ser de gran ayuda en el tratamiento de esta enfermedad. Para prepararlo, ponga a hervir durante 15 minutos, en **una olla de barro nueva, natural** (sin ningún recubrimiento), el **agua de tres cocos tiernos, tres cáscaras de plátano Tabasco picadas** y **250 g de piloncillo**. Retire la olla del fuego, tápela y déjela fermentar por tres días, al cabo de los cuales debe colar este preparado y agregarle **una copita de vino tipo jerez**. Diariamente, dele al enfermo una copa hasta que se acabe el preparado. Déjelo descansar ocho días y repita el tratamiento, si es necesario.

Para detener la embriaguez

Para contrarrestar en forma rápida la embriaguez, puede utilizar el caldo que resulta del cocimiento de la **berenjena**. Tómelo como agua de uso durante el día.

Delirium tremens

Antiguamente, un remedio muy utilizado para combatir el alcoholismo y evitar el *delirium tremens* de los alcohólicos, era la siguiente combinación: extraiga el **jugo de dos cebollas**; agregue una parte igual de **jugo de limón** y luego añada otro tanto de agua. Tómelo a diario sin endulzar y en ayunas. También le ayudará a desintoxicarse, proporcionándole una gran energía.

Remedios para combatir la anemia y estimular el apetito, contra la debilidad, el agotamiento y para los convalecientes. Tónicos depurativos

Anemia y falta de apetito

Debido a su alto contenido en yodo, hierro y vitaminas, el **jarabe de cáscara de rábano** es un buen tónico para combatir la anemia y estimular el apetito. Para prepararlo, pele con un cuchillo **la cáscara de dos rábanos largos y grandes**. Ponga a calentar un litro de agua y, cuando ya esté hirviendo, agréguele las cáscaras; apague y deje reposar por espacio de 8 horas. Pasado este tiempo, añada **un litro de vino tipo jerez** y guárdelo bien tapado. Los adultos pueden tomar una copita antes de cada alimento, y para los niños se recomienda media copita o una cucharada.

Cansancio y agotamiento

Para combatir el cansancio y el agotamiento se recomienda utilizar un lienzo de algodón mojado en **suficiente vinagre**. Frote con él suavemente todo su cuerpo; después cúbrase, descanse un buen rato y luego tome un baño de agua tibia.

Si quiere reanimarse de forma más rápida, tome un baño de tina con agua tibia y vinagre.

Enfermos con anemia

A lo largo de los años se han utilizado diferentes métodos y remedios para ayudar a fortalecer a los enfermos con problemas de anemia. Uno de éstos se prepara con **50 g de semillas de hinojo** y **un litro de vino blanco** de buena calidad. Mezcle los dos ingredientes, deje macerar por siete días y luego cuele la mezcla. El paciente deberá beber una copita o una cucharada antes de cada comida. Ayudará, además, a estimular el apetito.

Falta de apetito por estrés

Un remedio sencillo para combatir la falta de apetito por problemas de estrés y nerviosismo: todas las mañanas, en ayunas, tómese un **té de eucalipto**. Para prepararlo, ponga una hoja de este árbol en una taza de agua y déjela hervir de 3 a 5 minutos. Espere a que enfríe un poco y, si lo prefiere, endulce con un poco de **miel**.

Tónico depurativo

Prepare un buen tónico depurativo y reconstituyente con los siguientes ingredientes:

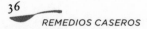

100 g de **raíz de cocolmeca**

50 g de **raíz de genciana**

50 g de **corteza de guayacán**

100 g de **zarzaparrilla**

100 g de **hojas de nogal**

10 g de **romero**

Ponga a hervir todo en dos litros de agua, tapado y a fuego lento durante 30 minutos. Páselo por un colador y agréguele **dos litros de vino tipo jerez** y **100 ml de miel**. Mezcle muy bien. Guárdelo en una botella de vidrio bien tapada y tome una copita antes de las comidas.

Decaimiento y debilidad general

En casos de decaimiento y debilidad general, a **una botella de vino blanco** agréguele **media nuez moscada molida** y **un manojo pequeño de hojas de ajenjo**. Tape muy bien la botella y déjela macerar al sol por diez o quince días. Después de este tiempo, cuele el líquido y tome una copita todos los días al levantarse, de preferencia en ayunas. Deje pasar 15 minutos y siga con su desayuno habitual.

Debilidad o cansancio

Una medida muy tonificante cuando hay debilidad o mucho cansancio es **la fricción con sal**. Para ello, use aproximadamente **una taza de sal de grano común**, póngala en un recipiente y humedézcala un poco. Ya dentro de la regadera, mójese la piel de manera ligera; luego, a dos manos, frótese todo el cuerpo con la sal húmeda. Empiece de preferencia por el pecho y la espalda. Inicie con suavidad y vaya aumentando poco a poco la intensidad. Este masaje estimulará en gran medida la circulación de su piel. Después, báñese normalmente y disfrute de un relajante descanso.

Debilidad o anemia

Una receta sencilla que actúa como tonificante y regeneradora y que proporciona grandes beneficios a los niños o adultos, débiles o anémicos, es el **té de polen**. Ponga a hervir una taza y media de agua y agréguele una cucharadita de polen. En cuanto suelte el primer hervor, retire de la lumbre y deje reposar de 2 a 3 minutos. Si desea, lo puede colar. Endúlcelo con un poco de **miel**. Tómelo por la mañana, en ayunas, unos 15 o 20 minutos antes de ingerir cualquier otro alimento.

Mucho cansancio

Un tónico sencillo y eficaz para aquellos días en que experimente mucho cansancio, se prepara de la siguiente forma: licue un vaso de agua con **dos cucharadas de avena cruda, un limón** y **dos cucharadas de miel de abeja.** Tome el licuado frío en las mañanas. Si quiere que sea menos espeso, cuele la mezcla después de licuar.

Sensación de debilidad

Cuando hay mucho cansancio o sensación de debilidad puede resultar de gran ayuda dar **un suave masaje** en sentido inverso a las manecillas del reloj, sobre el área del abdomen y las zonas laterales (más o menos a la altura de los riñones), por la mañana y por la noche, durante 10 minutos. No presione fuerte, ni de manera brusca; el masaje debe ser suave y relajante. Para ello, ayúdese utilizando una sencilla combinación casera de **jugo de un limón, dos cucharadas de aceite de oliva, jugo de pepino** (30 ml) y **jugo de zanahoria** (30 ml). Una vez hecha la mezcla, utilícela en su masaje para reanimar el sistema nervioso y estimular la energía vital.

Debilidad extrema en enfermos

Cuando hay debilidad extrema en un enfermo, el **té de romero** (una cucharadita por taza de agua) puede brindar una gran mejoría, debido a su efecto estimulante.

Para convalecientes

Los convalecientes, niños o ancianos pueden beneficiarse especialmente con un **caldo mineralizador** que se prepara de forma muy sencilla. Ponga a hervir en tres litros de agua, **200 g de cebolla, poro, acelga, espinaca, lechuga verde, zanahoria, apio, nabos, betabel** y **poca sal**. Cuézalo tapado y a fuego lento hasta que la verdura esté cocida "al dente" y tómelo media hora antes de comer.

Este caldo es excelente, además, para combatir anemias, problemas reumáticos, artríticos o debilidad en la sangre. Utilícelo dos o tres veces al día, durante un tiempo considerable.

ANGINAS, GARGANTA Y LARINGE

Inflamación e irritación de amígdalas,
garganta, faringe y laringe. Ronquera

Anginas crónicas

Las anginas crónicas e incluso las encías inflamadas pueden encontrar un gran alivio con el uso del siguiente preparado: en **un litro de vino tinto** ponga a hervir **100 g de hojas de encina** y un poco de **miel**. Después de que hierva durante 2 o 3 minutos, déjelo enfriar y páselo por un colador. Ya frío, utilícelo para hacer gárgaras dos o tres veces al día, durante una semana o un poco menos. Notará importantes cambios.

Inflamación de amígdalas

Para la inflamación de las amígdalas, haga gárgaras varias veces al día con un cocimiento preparado con **cola de caballo, flores de árnica** y **una pizca de fenogreco**. Además, durante toda la noche se puede colocar en el cuello, sobre la garganta, una cataplasma de **cuajada de leche fría** o de **yogur**. Sobre la cataplasma ponga un lienzo de algodón húmedo y luego uno seco y sosténgalos con una venda o pañuelo. Puede repetir esto varias veces durante el día para obtener resultados más rápidos.

Otra opción más para gargarismos cuando hay problemas de inflamación de amígdalas es diluir **dos cucharaditas de aceite de eucalipto** en un vaso de agua y hacer gárgaras con esta mezcla cinco o seis veces al día.

Inflamación de garganta o anginas

Un tratamiento sencillo y eficaz para la inflamación de garganta o anginas es el siguiente: todos los días, en ayunas, tome un cocimiento tibio de **tres dátiles** en una taza de agua, hasta que desaparezca la inflamación. Aparte, prepare otro cocimiento de **saúco** con el que hará gárgaras, mínimo tres veces al día. En su comida, puede ser en la ensalada, agregue **una cucharada diaria de aceite de oliva**. Este sencillo tratamiento, además de que regulará sus intestinos, actuará en forma notable desinflamando su garganta o anginas.

Otra aplicación práctica y muy eficaz de las **semillas de fenogreco** se consigue al diluir en una taza de agua un poco de polvo de estas semillas y hacer gárgaras en casos de inflamación en la garganta. Esta mezcla es refrescante y proporciona un gran alivio.

Anginas y puntos de pus

En anginas con inflamación y puntos de pus, y en heridas infectadas, un importante auxiliar es el **jugo de higuera** aplicado en la zona afectada. El jugo se obtiene machacando en un recipiente **12 g de hojas y tallos** y, enseguida, exprimiéndolos a través de un lienzo delgado. Este líquido se utiliza para dar toques en la garganta o para untar sobre las heridas, según sea el caso.

> **¿Sabía usted que...** la **higuera** es una planta que impide el desarrollo microbiano, por lo que **ayuda a desinfectar**?

Pus en garganta

Cuando hay pus en la garganta o en las anginas, haga frecuentemente gárgaras de **agua caliente con sal** y aplique sobre la garganta una bolsa de agua caliente, a temperatura tolerable, para acelerar la salida del pus.

Inflamación de garganta o anginas

Otra buena opción para anginas e inflamaciones de la garganta consiste en hacer gárgaras con frecuencia usando partes iguales de agua con **jugo de limón**, de preferencia templadas en invierno y frías en verano. Si desea conseguir mejores resultados, utilice **compresas de limón**. Para ello, moje **un paño de algodón** en jugo de limón y póngaselo en el cuello; luego, cúbralo con **un paño de lana** y remuévalo cada hora o más.

Irritación por fumar

Las personas que fumaron durante algún tiempo prolongado y debido a ello hoy padecen de mucha congestión e irritación de la garganta pueden encontrar un gran alivio utilizando el siguiente cocimiento: hierva en un litro de agua, **20 g de hojas de tusilago** y tome tres tazas al día. Este remedio ayudará a despejar la garganta y aliviará las molestias y la irritación.

Anginas y congestión

Para anginas inflamadas y congestionadas existe también la siguiente opción. Ase en un comal **dos jitomates medianos**; déjelos enfriar un poco hasta que sean tolerables para la piel; luego, apriételos ligeramente con un prensador de cocina. Mientras tanto, ponga un poco de **aceite** o **cualquier pomada que produzca calor** en las plantas de los pies del enfermo, masajeando con suavidad; enseguida, coloque los jitomates sobre el área del arco de la planta de los pies, sosténgalos con una venda y póngale los calcetines. Este remedio ayuda a bajar la inflamación de las anginas y proporcionará al enfermo un relajante alivio. Los jitomates también pueden ser sustituidos por **cáscaras de plátano asadas,** siguiendo el mismo procedimiento.

Inflamación e irritación de faringe

Los problemas de inflamación e irritación de la faringe también han sido tratados, y con muy buenos resultados, con un sencillo **jugo de jitomate** fresco. Ponga a hervir **dos o tres jitomates** en un poco de agua, luego licúelos, agregando un vaso más de agua. Cuélelo y utilice este jugo para hacer gárgaras, mínimo tres veces al día.

Irritación de garganta

Otro remedio efectivo para las irritaciones de la garganta es el siguiente: en un vaso de agua caliente agregue **una cucharada de rábano largo rallado, una cucharadita de miel de abeja** y **una cucharadita de clavos de olor molidos**. Deje reposar la mezcla hasta que el agua quede tibia. Pase la mezcla por un colador y haga gárgaras, tres o cuatro veces al día, utilizando pequeñas porciones.

Irritación por infección o resequedad

He aquí una sencilla y rápida forma de calmar una garganta irritada por una infección ligera o cuando se ha resecado mucho por el frío, el aire o por charlas prolongadas: agregue **una cucharada de whisky** a un vaso de agua y haga gárgaras con esta mezcla hasta terminar el vaso. Le brindará un alivio inmediato.

Afonía

En caso de irritación de garganta, o afonía, otra buena opción para hacer gárgaras es el **jarabe de col**. Licúe **200 g de col** con un poco de agua y después agregue **200 ml de miel**. Pase la mezcla por un colador y caliente a fuego lento por unos minutos hasta que suelte el primer hervor. Déjelo enfriar, y cuando esté tibio utilícelo para hacer gárgaras.

> Este jarabe, que despejará su garganta, es también muy útil para la gente que canta o habla por periodos muy prolongados.

Ronquera

Para la tos o los problemas de ronquera e irritación de la garganta, nada como un **jarabe de rábano**, ideal para los niños. Consiga **un rábano rojo**, largo y grande, y **azúcar cande** (la puede comprar en dulcerías o tiendas de productos para repostería). Lave y desinfecte muy bien el rábano, séquelo y ahuéquelo a manera de túnel, lo más profundo que pueda. Luego, rellénelo con el azúcar cande. Enseguida, colóquelo de forma vertical dentro de un recipiente, para evitar que se derrame el azúcar, y déjelo ahí toda la noche. Es importante que lo cubra con una coladera o con un lienzo ligero para evitar que se impregne de moscas, hormigas o cualquier otro insecto. Al día siguiente

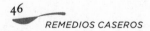

encontrará que el azúcar dentro del rábano se ha convertido en jarabe; vacíelo con cuidado dentro de un frasco limpio y tome durante el día una o dos cucharaditas cada 1 o 2 horas, dependiendo de lo fuerte o sencillo del padecimiento.

Infección de garganta

Para eliminar infecciones en la garganta, lave muy bien **cuatro o cinco hojas frescas de higuera** y extráigales el jugo exprimiéndolas dentro de un lienzo delgado. Luego, tome un aplicador de algodón o hisopo, empápelo en este jugo y dese toques en las zonas afectadas de la garganta. Las propiedades desinfectantes de la higuera ayudarán a combatir el problema.

Problemas fuertes en laringe

Cuando hay problemas fuertes de laringe, prepare el siguiente cocimiento: en cuatro tazas de agua, agregue **cuatro cucharaditas de malva** fresca y lavada. Deje reposar el agua toda la noche, y al día siguiente caliente ligeramente y cuele; luego, tómela en pequeñas porciones a lo largo del día. Una preparación igual puede usarse para hacer gárgaras.

Inflamación en laringe

Un excelente remedio para las inflamaciones de la laringe es hacer gárgaras de **tisana de malva** que se prepara con medio litro de agua fría y **dos cucharaditas** bien llenas de **malva**. Hay que dejar reposar la mezcla toda la noche y calentarla un poco por la mañana, antes de usarla. Para que el remedio sea más efectivo, pueden usarse las hojas de malva ligeramente hervidas en poca agua y luego, coladas, ponerlas como cataplasma calientita alrededor del cuello, cubriéndolo con un lienzo de algodón.

Laringitis

En los problemas de laringitis, además de evitar respirar aire frío y húmedo, es muy importante y recomendable la **inhalación de vapor**, sobre todo si éste proviene del cocimiento de **alcanfor, menta, aceite de eucalipto** y **aceite de canela**, todo en pequeñas porciones.

Esta inhalación, además de brindar un alivio a los malestares de la laringe, ayudará a descongestionar las vías respiratorias.

ARTRITIS, DOLORES REUMÁTICOS
Y DE ARTICULACIONES, NEURALGIAS

Remedios contra el reumatismo, dolores neurálgicos, artríticos y musculares; fricciones sobre partes doloridas; enfriamientos

Dolores reumáticos, gota, cólicos

El **aceite de manzanilla,** utilizado para friccionar partes doloridas del cuerpo, es muy eficaz contra los dolores reumáticos, la gota, los cólicos y las neuralgias. Para prepararlo, caliente a baño maría, durante 1 hora, **100 ml de aceite de oliva** y **20 g de flores de manzanilla.** Déjelo reposar hasta que se enfríe y páselo por un colador. Guarde en un frasco bien tapado, de preferencia de vidrio, para utilizarlo cuando la ocasión se presente. Hay quienes lo utilizan también para friccionar el cuerpo cuando se producen dolores por enfriamientos y resfriados.

Reumatismo en articulaciones

Las sopas cargadas de **cebolla** y **lechuga** pueden ser un gran apoyo para combatir los problemas reumáticos en las articulaciones. Además, es muy importante que usted cumpla con todos los otros componentes de su dieta.

Dolores neurálgicos y reumáticos

Hay quienes han utilizado el **limón asado** contra los dolores neurálgicos y reumáticos con muy buenos resultados. Cuando aún se encuentra ligeramente caliente, parta el limón por la mitad y friccione sobre la parte dolorida. Ya que es algo tan sencillo y que beneficia a nuestra piel, puede hacerlo varias veces al día.

Reumatismo

Una receta excelente contra el reumatismo, se hace mezclando **2 cucharadas de hojas de fresno** y **2 cucharadas de hojas de menta**. Hierva en un litro de agua a fuego lento, durante cinco minutos, cuele y tome como agua de uso, durante quince días seguidos. Si lo desea, puede agregar un poco de **miel** para endulzar.

Esta infusión también se recomienda como auxiliar cuando hay fiebre reumática.

Dolores reumáticos

Cocer en un litro de agua los cabos o "colas" de las **cerezas** (30 g por litro) y tomar esta infusión. No sólo es estupendo como diurético sino que, además, calma los dolores reumáticos.

Otro remedio barato, sencillo y fácil de elaborar para combatir los dolores reumáticos es la cataplasma caliente de **hojas de col** que debe renovarse cada dos horas, manteniendo cubierta la zona con un lienzo de algodón seco. Para intensificar los resultados, también puede utilizar un cocimiento de la misma col con un poco de **miel**. Ayudará a la eliminación de sustancias tóxicas de nuestro organismo.

Una opción más para mitigar los dolores reumáticos es utilizar la **tintura de belladona** como bálsamo sobre las articulaciones y zonas con dolor, dando con ella un ligero masaje. Esta tintura puede guardarse por tiempo indefinido sin que pierda sus propiedades, y utilizarse cuando sea necesario. Prepárela de la siguiente manera: en un **frasco de vidrio**, de preferencia **con tapón de corcho**, ponga suficiente **belladona** en pequeños pedacitos (llene el frasco, pero sin que quede apretado); agregue **alcohol** (3/4 partes del frasco) y 1/4 de agua, deje reposar en un lugar oscuro por dos semanas, agitando el frasco de vez en cuando. Pasado ese tiempo, cuele y vuelva a guardar el líquido en el mismo envase bien tapado.

> **¿Sabía usted que...** la **tintura de belladona** también se utiliza mojando con ella un algodón y aplicándola para ayudar a aliviar los dolores producidos por las **hemorroides**?

En muchos de los pueblos de la costa Mediterránea los dolores reumáticos eran combatidos con fricciones de

aceite de berenjena sobre la piel las cuales, además, ayudan a la circulación sanguínea. Este aceite medicinal se obtiene al freír lentamente una buena cantidad de **berenjena**, en especial la cáscara, en abundante **aceite de oliva**. Hay que tener cuidado de que no se queme; por eso, debe freírse a fuego muy lento por unas 2 horas. Luego hay que colar muy bien el jugo aceitoso que resulta y guardarlo en una botella de vidrio bien tapada, listo para ser utilizado en las fricciones.

Inflamación de articulaciones

Para disminuir la inflamación de las articulaciones y de los dolores musculares, se recomienda tomar tres veces al día un cocimiento de **hojas y tallos de girasol** durante cuatro días. El remedio será más efectivo si lo reforzamos al dar fricciones sobre las partes doloridas con **flores maceradas en alcohol**. Utilice **30 g de flores de girasol** por **300 ml de alcohol** y coloque esta mezcla en un frasco de vidrio bien tapado; déjela reposar durante tres días y después utilícela para friccionar el cuerpo.

Alivio de reumatismo

Otra buena opción para disfrutar de un excelente descanso cuando los dolores reumáticos nos tienen agotados es darnos un **baño de tina** con el agua lo más caliente que la toleremos; a ésta debe agregársele una buena cantidad de

orégano, aproximadamente medio kilo. Hay que permanecer sumergido en la tina por lo menos media hora. Se recomienda tomar este baño antes de acostarse porque es importante evitar enfriamientos; asimismo, hay que cubrirse bien al terminar y arroparse de inmediato en la cama.

Inflamación de articulaciones

La inflamación en las articulaciones, provocada por problemas artríticos o aun por golpes, puede ser aliviada, si se utiliza la **cola de caballo** como cataplasma. Escoja un puñado grande de esta planta, el necesario para cubrir la articulación o articulaciones doloridas. Métalo en **agua bien caliente** y en cuanto se ablande sáquelo y escúrralo muy bien. Envuelva la planta bien calientita en un lienzo seco de algodón y colóquelo sobre la zona afectada, tápelo con un paño o toalla y déjelo ahí por varias horas, o toda la noche, si es necesario.

Dolores artríticos

Para calmar los dolores artríticos o por enfriamientos (golpe de aire), da excelentes resultados cubrir la parte dolorida con **hojas de repollo** o de **col**. Extienda las hojas sobre una mesa y coloque sobre ellas una manta o un lienzo de algodón; páseles la plancha bien caliente por encima; cúbralas con un paño o toalla para que se mantenga el calor y luego colóquelas sobre la parte afectada. Repita este procedimiento varias veces, cuidando de que esa zona no reciba corrientes de aire mientras usted coloca nuevamente las hojas.

> Las mismas hojas de repollo o col se pueden planchar y usar varias veces en un mismo día.

Neuralgias y reumatismo

Las neuralgias y los dolores reumáticos en las extremidades son males que aquejan a muchas personas. El **aceite de manzanilla** utilizado como ungüento hace desaparecer el cansancio y mitiga el dolor; úselo dando un suave masaje en la parte dolorida. Prepárelo de la siguiente manera: en un frasco de vidrio bien limpio y de tamaño regular coloque un buen puñado de **manzanilla** fresca, la suficiente para que éste se llene, pero sin estar apretado. Vacíe dentro el **aceite de oliva** hasta que el frasco esté lleno. Tápelo muy bien, déjelo quince días al sol y después póngalo en el refrigerador, de donde podrá ir tomando las cantidades que necesite para darse un masaje.

Dolores reumáticos

Para ayudar a aminorar los dolores reumáticos, una buena opción es utilizar **pencas de nopal**, sin espinas y bien limpias. Áselas en un comal, déjelas enfriar un poco y cuando estén a una temperatura tolerable para la piel colóquelas sobre las articulaciones con dolor a fin de obtener un agradable alivio. Puede repetir este procedimiento las veces que sea necesario.

Una tintura que se utiliza para combatir los dolores reumáticos con excelentes resultados se puede preparar con **200 ml de alcohol** y **10 g de tabaco**, mezclados en un frasco y cerrándolo muy bien. Deje reposar la mezcla en un lugar fresco durante dos días como mínimo, y enseguida aplíquela con fricciones sobre las articulaciones y partes con dolor.

Hay quienes para combatir los dolores reumáticos frotan el **ajo** directamente sobre la piel. Machaque varios dientes de ajo, colóquelos en la zona dolorida y luego cúbrala con un lienzo de algodón, para mantener el calor producido por el ajo.

Otro remedio sencillo, utilizado por generaciones para aliviar los dolores reumáticos, es tomar el agua que resulta del cocimiento del **apio**. Utilice **una vara grande de apio** para un litro de agua. Después de hervirlo, tapado y a fuego lento durante 5 minutos, deje enfriar y consuma el agua durante el día.

Dolores por enfriamiento

Para disminuir dolores reumáticos o por enfriamiento, puede utilizar el siguiente preparado: ponga **un litro de alcohol** en un frasco de vidrio con tapa y agregue **100 g de flores de girasol o de árnica.** Deje macerar al sol, mínimo tres días, antes de utilizarlo. Es excelente para friccionar sobre las zonas con dolor.

Dolores musculares por estrés

Para los dolores musculares provocados por tensión nerviosa o estrés, un importante auxiliar es el **aceite de ajenjo.** Úselo para friccionar enérgicamente brazos, muslos y piernas, además de la espalda y el vientre. Luego, dese unos minutos de relajante descanso.

Dolores artríticos y reumáticos

Otra opción para contrarrestar los dolores artríticos y reumáticos es la **tintura de romero**, que puede preparar de la siguiente manera: ponga en un frasco de vidrio **dos cucharadas de romero** fresco o seco, bien triturado, y **media taza de alcohol de caña**; luego, agregue un cuarto de taza de agua natural fría y tape bien. Agite para que se mezcle bien y deje reposar en un lugar fresco y oscuro durante 10 o 15 días, agitando el frasco de vez en cuando. Pasado ese tiempo, cuele y guarde bien tapado.

Aplique sobre las articulaciones cuando se presente el dolor.

Inflamaciones

Otra opción sencilla y efectiva para combatir las inflamaciones es utilizar **un camote cocido** en medio litro de agua; luego se muele y se agrega **una cucharada de aceite de oliva**. Esta mezcla, de preferencia un poco caliente, se pone a manera de cataplasma sobre la parte o partes afectadas.

Nervios contraídos

Los nervios contraídos por golpes, exceso de ejercicio o incluso por problemas reumáticos encuentran un importante alivio con **baños calientes** de cocimiento abundante de **albahaca**. Es todavía más efectivo si se puede dar un baño en tina y permanecer ahí por unos 20 o 30 minutos.

Parálisis y neuralgias

En casos de debilidad general, parálisis y neuralgias, las fricciones enérgicas y masajes con **tintura de clavos de olor** pueden actuar como un buen reconstituyente, además de mitigar los dolores. Prepare esta tintura utilizando **200 ml de alcohol**, agregue **60 clavos de olor** y deje macerar en un frasco bien tapado, de preferencia al sol, por tres días, antes de empezar a usarlo. No es necesario que lo cuele, pues así permitirá que el alcohol siga extrayendo las propiedades del clavo, mientras conserve la mezcla guardada.

Reumatismo, neuralgias o golpes

Para el tratamiento de dolores reumáticos, neuralgias o golpes, la fricción con **aceite de mejorana** es excelente. Prepárelo colocando **medio litro de aceite de oliva** en un frasco de cristal; agregue **100 g de mejorana** y ponga el frasco bien tapado, al sol, durante una semana. Utilícelo después para friccionar las partes doloridas. Úselo de preferencia por las noches o cuando ya no vaya a mojarse.

Dolores reumáticos o artríticos

Si sufre constantemente de dolores reumáticos o artríticos, hierva **100 g de hojas y tallos de girasol** en un litro de agua; cuele la mezcla y tómela tres veces al día, antes de las comidas, durante cuatro días, por lo menos. Luego puede descansar unos días y repetir las tomas, si lo cree necesario. Le brindarán un gran alivio.

Dolores artríticos y musculares

El **aceite de ajo**, tan utilizado para problemas de dolores artríticos y musculares, es muy sencillo de preparar:

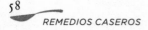

revuelva muy bien **200 ml de aceite de almendras dulces** con **20 dientes de ajo grandes,** bien picados. Póngalos a hervir a baño maría durante 20 minutos; cuele muy bien y guarde el aceite en un frasco de vidrio. Aplíquelo diariamente donde haya dolor o inflamación causados por la artritis.

> **¿Sabía usted que...** el **aceite de ajo** también se usa para frotar el abdomen de los niños con **empacho** o **parásitos**?

Dolores artríticos

Para los casos de dolores artríticos, se puede preparar otro remedio con la siguiente combinación: en un frasco de vidrio con tapa mezcle **una taza de aceite de germen de trigo, una taza de aceite de linaza** y **una taza de aceite de oliva.** Mezcle muy bien y tome una cucharadita, tres veces al día, antes de cada comida. Esta misma mezcla le dará excelentes resultados si la utiliza para masajear con suavidad las zonas doloridas.

Dolores por enfriamiento

Otra muy buena opción para mitigar los dolores reumáticos, aquellos provocados por enfriamiento, o incluso los dolores de espalda y pecho que se presentan en los resfriados, es la cataplasma de **borraja**. Ponga a hervir en poca agua una cantidad suficiente de **hojas de borraja** y déjelas a fuego lento durante 10 minutos. Escurra el agua sobrante, machaque un poco las hojas y aplíquelas, aún calientes, sobre la zona dolorida, teniendo cuidado de no quemar la piel. Después de su aplicación, no se exponga a corrientes de aire.

Gota

Las generaciones pasadas tenían un remedio muy especial para tratar la gota. Hervían las **hojas de violeta** en un poquito de **vinagre**; las dejaban enfriar, las machacaban ligeramente y las aplicaban sobre la zona enferma a manera de compresa durante un tiempo razonable, por lo menos una vez al día.

Gota y reumatismo

Contra la gota, el reumatismo y toda clase de dolores, un bálsamo utilizado para fricciones, conocido como el agua de la reina de Hungría, da excelentes resultados. Prepárelo con **10 g de esencia de romero, 10 g de esencia de limón y 200 ml de alcohol**. Mezcle todos los ingredientes y deje reposar por 24 horas, en un frasco de vidrio bien tapado. Úselo dos veces al día para friccionar las zonas con dolor.

Neuralgias

Las **compresas de mentol** son otra forma de quitar el dolor en los problemas de neuralgia. Para prepararlas, diluya **30 g de cristales de mentol** en **medio litro de alcohol** y guarde la mezcla en un frasco de vidrio, muy bien tapado. Cuando sienta dolor, mezcle 1/4 de taza de esa solución, con una cantidad igual de agua fría. Moje con ella una gasa o un lienzo delgado de algodón y colóquelo sobre la extremidad o articulación que duela, cubriendo encima con una franela o toalla seca. Estas compresas no deben usarse en áreas cercanas a los ojos.

ASMA Y BRONQUITIS

*Catarros de pecho, problemas bronquiales
o asmáticos, ronquera, dolores de espalda
producidos por resfriados y enfriamientos*

Catarro y asma

Cocer la **zanahoria** en **leche** y luego utilizar este cocimiento como jarabe. Era un remedio muy común en el tratamiento de catarros de pecho y de asma.

Problemas bronquiales y asma

Una sencilla receta que le será de ayuda en los casos de problemas bronquiales o asmáticos es la siguiente: hierva **un litro de leche** con **una cabeza de ajos** con cáscara, bien lavada. Déjela enfriar y tómela a cucharadas durante el día. Le brindará un gran alivio.

Bronquitis

Para combatir la bronquitis se pueden conseguir sorprendentes resultados con un caldo hecho de **manzanas,**

cebollas y **zanahorias,** en partes iguales y en cantidades suficientes para que quede concentrado. Ya cocidas en agua, el caldo que resulta, se toma con **miel,** media hora antes de cada comida. De preferencia, debe tomarse caliente.

Bronquitis y laringitis

Prepare un jarabe que puede serle de gran ayuda para la bronquitis y la laringitis. Consiga **40 frutos de anacahuita** y **dos o tres trozos de corteza.** Hiérvalos en litro y medio de agua, tapado y a fuego lento, durante 20 minutos. Cuélelo y agréguele **miel.** Tome tres o cuatro cucharaditas al día.

Asma, catarro y ronquera

En los problemas de asma, catarro pulmonar o ronquera, **tres varas de apio** cocidas en **un litro de leche** son de gran ayuda. Tome tres tazas de este cocimiento, de preferencia tibio, durante el día.

Bronquitis y tos

Para problemas de bronquitis y tos, remoje **un papel grueso de estraza** en **vinagre,** cuando esté bien húmedo espolvoree por uno de sus lados **pimienta molida** y aplíquelo por ese lado sobre el pecho. Manténgalo ahí hasta que se

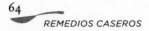

seque. Para lograr efectos más rápidos, puede beber, además, **dos cucharadas de vinagre de manzana** diluidas en un vaso de agua con una o dos cucharaditas de **miel**. Repita la aplicación del papel de estraza las veces que necesite hasta conseguir la descongestión de los bronquios.

Ronquera, gripe y asma

Otra opción para la ronquera, la gripe y aun para el asma es el siguiente cocimiento: en un litro de agua hierva **ocho hojas de malva, una manzana** en trocitos y **un puñito de borraja**. Después de hervir 5 minutos, páselo por una coladera; endúlcelo con un poco de **miel** y tome una taza tres veces al día. Al tomarlo, puede agregarle **una cucharada sopera de jugo de cebolla cruda** para hacerlo aún más efectivo.

> Puede usar este cocimiento durante varios días seguidos, ya que además de ayudar a descongestionar eficazmente las vías respiratorias sirve como un buen depurativo.

Tos y problemas bronquiales

Un bálsamo para aliviar la tos o bien para los problemas bronquiales se prepara con los siguientes ingredientes:

200 ml de **lanolina anhidra**
40 gotas de **aceite de eucalipto**
20 gotas de **aceite de menta**
20 gotas de **aceite alcanforado**
20 gotas de **aceite de cedro**
10 gotas de **trementina rectificada**

Mezcle todos los ingredientes y póngalos a baño maría durante 10 minutos; luego, deje enfriar este bálsamo y guárdelo en un frasco de vidrio bien tapado. Cuando se presenten problemas de bronquios, resfriados o tos, úselo para frotar el pecho y la espalda. Aplíquelo de preferencia por las noches y cuando no se vaya a exponer a corrientes de aire.

Garganta, bronquios y espalda

En congestión de garganta, problemas de bronquios y dolores de espalda producidos por resfriados o enfriamientos, un remedio eficaz es la **cebolla** picada y mezclada con **aceite de oliva**. Caliente ligeramente esta mezcla; luego, colóquela como cataplasma en la parte afectada (pecho o espalda) y cúbrala con un lienzo de algodón. Déjela ahí por 2 o 3 horas y al retirarla tenga cuidado de no provocar enfriamiento. Si lo desea, puede volver a calentar la mezcla y aplicarla al cuerpo las veces que sea necesario. Recuerde que no hay que exponerse a corrientes de aire.

Problemas inflamatorios

El cocimiento de **nabos**, tomado como caldo concentrado o como agua de uso, siempre ha sido considerado muy útil para aliviar problemas inflamatorios. Proporciona notables mejorías en padecimientos de inflamación de intestinos, catarros, bronquitis y tosferina.

CONSEJO

El mismo nabo ya cocido y pelado puede utilizarse como cataplasma en el lugar afectado, por ejemplo, en el pecho o en el abdomen.

BARROS, ACNÉ Y ESPINILLAS

Para combatir el acné

El acné es un problema inflamatorio de las glándulas se-
báceas que se presenta en la piel de cara, espalda u hom-
bros. Causado, principalmente, por infección de la piel,
problemas de indigestión, consumo de alimentos con alto
contenido de grasa o estreñimiento, por lo que no es posible erradicarlo sólo con remedios locales. No olvidemos
que nuestra sangre se forma de lo que comemos y bebe-
mos. Si nuestra alimentación es sana, la sangre será pura y
nuestra piel se verá saludable. Si no lo es, la sangre y la piel
lo resentirán. Además de una buena alimentación, para
combatir el acné hay ungüentos que, aplicados en forma
local en las zonas afectadas, pueden ser de gran ayuda. Uno
de éstos, se prepara con **4 g de azufre precipitado** y **30 g de
vaselina** muy bien mezclados. Por las noches aplique el
ungüento en la zona afectada, tras haberla lavado con agua
tibia y jabón neutro.

Inflamación fuerte de espinillas

En caso de inflamación fuerte de espinillas en la cara, espalda o cualquier parte del cuerpo, haga lo siguiente: dependiendo de lo extenso del área afectada, ponga a hervir de **media a una taza de linaza** en una cantidad suficiente de agua para cubrirla; luego déjela enfriar hasta que quede a una temperatura agradable al tacto, y aplíquela como cataplasma en la zona afectada. Puede repetir la aplicación las veces que sea necesario hasta lograr la desinflamación. Al final enjuague bien con agua tibia para quitar los residuos pegajosos.

Para combatir el acné

Una receta sencilla para ayudar a combatir el acné es tomar diariamente una infusión de **ortiga**. Puede preparar la infusión con 1 litro de agua y **un pequeño puñado de ortiga**; póngalas en la lumbre hasta que hiervan 2 o 3 minutos; déjela reposar otros 2 minutos y enseguida pásela por un colador y consúmala poco a poco durante el día.

Problemas serios de acné y espinillas

Para quienes padecen problemas serios de acné y espinillas, colocar **hojas machadas de llantén**, a manera de compresa, sobre la cara, espalda o cualquier zona afectada, es de gran ayuda. Ésta evita la inflamación y logra mejor cicatrización, sobre todo cuando ya ha salido el pus y la piel se encuentra abierta, a manera de pequeños cortes o llagas. Puede dejar la compresa de 20 a 30 minutos. Trate de utilizarla por varios días seguidos, dependiendo de lo fuerte del problema.

Inflamación por espinillas

La cataplasma de **harina de trigo integral** y **miel,** ligeramente espesa para que no escurra, es excelente cuando hay problemas de inflamación en la piel provocados por espinillas, barros o irritaciones leves.

Exceso de grasa

Una sencilla forma de ayudar a contrarrestar el exceso de grasa en el cutis y así evitar los barros es lavarse la cara con **un poco de arcilla** diluida en agua. Espere de 20 a 30 minutos y luego lávese con jabón neutro. Después, unte su cutis con **jugo de pepino** o **jugo de jitomate fresco.** Déjelo en su piel otros 15 o 20 minutos y enjuague con agua natural.

Cicatrices por acné

Para ayudar a impedir que se formen pequeñas cicatrices, rasguños, cortadas o aberturas por acné vacíe sobre la piel limpia el contenido de **una cápsula de vitamina E** durante varios días seguidos, hasta obtener resultados. Además de ayudar como cicatrizante, evita que queden marcas.

Para tener un cutis limpio

Un buen hábito de salud para nuestro cuerpo, es tomar todos los días, en ayunas, el **jugo de un limón** diluido en medio vaso de agua. Además de muchos otros beneficios, nos ayudará a mantener un cutis limpio, libre de barros y acné. Después de media hora, puede tomar el jugo o desayuno acostumbrados.

Para eliminar el acné

Desde nuestros curanderos indígenas se conocen las propiedades benéficas de la **albahaca** cuando se aplica directamente sobre la piel, ya que destruye las bacterias, por lo que brinda muy buenos resultados para eliminar el acné. A un litro de agua agregue de **12 a 15 hojas de albahaca**; póngalo a fuego lento, tapado. En cuanto suelte el hervor retire del fuego y déjelo reposar durante unos 10 minutos, luego, páselo por un colador. Consuma tres tazas de este cocimiento durante el día. Separe una taza de esta infusión y moje en ella un pedazo de algodón, para limpiar muy bien su cara o el área afectada por el acné, si es posible dos o tres veces durante el día. Después coloque sobre su piel **aceite de albahaca** que deberá preparar de la siguiente manera: ponga a hervir **100 ml de aceite de oliva** y **40 g de**

albahaca. Ya que hirvió por unos 5 minutos, déjelo reposar otros 20. Después, cuélelo y enváselo ya frío en un frasco de vidrio con tapa, de preferencia de color ámbar. Utilice el aceite para frotar suavemente la parte afectada por el acné, cuando su piel esté limpia. Repita el procedimiento el tiempo necesario.

¿Sabía usted que... la **albahaca** destruye bacterias?

BOCA

Dolor de dientes, sarro, gingivitis, mal aliento, herpes labial. Cómo blanquear los dientes

> Cuando hay dolor de muelas o dientes, es importante visitar al odontólogo lo antes posible, mientras tanto, podemos tener preparado un sencillo remedio para esos malestares.

Dolor de dientes

Puede ayudar a eliminar el dolor de dientes, utilizando medio vaso de agua natural, **una cucharada de sal de mar** y **una cucharada de vinagre de manzana**. Mezcle estos ingredientes y haga enjuagues bucales. Además de ayudar a fortalecer sus dientes, actúa como desinfectante de su boca y garganta.

Dolor por caries

Machaque **cuatro clavos de olor** y colóquelos en un frasco limpio mezclados con **una copita de alcohol para tomar**.

Deje reposar este líquido, bien tapado, mínimo durante una hora antes de usarlo de la siguiente manera: moje en él un pedacito pequeño de algodón; exprímalo ligeramente y colóquelo con delicadeza dentro de la muela cariada. Hay que tener cuidado de que el algodón no permanezca mucho tiempo tocando la encía porque puede irritarla. Guarde lo que le haya sobrado de esta esencia para volver a utilizarla en caso necesario.

Para blanquear los dientes

Si desea blanquear los dientes, añada a la pasta dental un poco de **ralladura de cáscara de limón y naranja** en el momento en que la vaya a utilizar.

Encías inflamadas y sarro

Para remover el sarro de los dientes puede preparar una pasta ligera con **polvo de bicarbonato** y **agua o aceite de coco**: a una cucharada de agua o aceite de coco agréguele bicarbonato hasta obtener una pasta ligera con la que se cepillará los dientes. De esta forma logrará una limpieza profunda.

Enfermedades en las encías

El cocimiento de **chaparro amargo** es un magnífico desinfectante que elimina los microorganismos bucales,

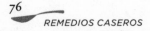

responsables de causar muchas enfermedades en las encías, las cuales pueden llegar a provocar incluso la pérdida de los dientes. Prepare un enjuague bucal con un litro de agua y **una cucharadita de chaparro amargo**. Después de que ha hervido durante 3 minutos, retírelo de la lumbre, déjelo reposar por unos 5 o 10 minutos y páselo por un colador. Con este líquido haga gárgaras tres veces al día, después de cada cepillado dental. Su sabor es bastante amargo, de ahí el nombre, pero sus beneficios son de notable importancia.

> **¿Sabía usted que...** este mismo cocimiento, tomado tres veces al día antes de las comidas, es excelente **contra los parásitos intestinales**?

Ulceraciones

Las **hojas frescas de rábano** bien lavadas y masticadas por unos minutos alivian las ulceraciones de la boca y fortalecen y desinflaman las encías. Úselas a diario el tiempo necesario para obtener resultados.

Abscesos en encías

Para los abscesos en las encías y las mejillas hinchadas, usted puede utilizar la cataplasma de **higos**. Si tiene a la mano **higos frescos**, pártalos por la mitad y póngalos directamente sobre la parte enferma. Si sólo tiene **higos secos**, hiérvalos en un poco de agua, luego macháquelos y aplíquelos ya tibios, sobre la zona afectada.

Debilidad de encías

Para curar la debilidad e inflamación de las encías y activar la secreción de saliva, mastique por un buen rato varias **hojas de berros**, bien lavadas y desinfectadas. Puede hacerlo después de cada comida.

Inflamación e infección

En caso de inflamación de la boca, encías y garganta, un gran auxiliar es la **flor de granada**, en un cocimiento de **una cucharadita de flores** en 100 ml de agua. Ya hervido, déjelo enfriar y aún tibio úselo para enjuagues bucales. Debido a que esta planta tiene efectos purificadores y desinfectantes, proporciona importantes resultados.

Gingivitis

En el tratamiento de los problemas de encías o gingivitis es muy efectiva una planta maravillosa originaria de América: el **ginseng de América**, más conocida como **raíz de cocolmeca**. Cepille bien sus dientes y luego con un poco de ralladura de esta raíz dé un masaje circular a sus encías por varios minutos, de preferencia en la noche, para que las sustancias curativas permanezcan en su boca por varias horas. También se pueden hacer buches con la infusión de esta raíz. Repita este tratamiento las veces que sea necesario.

Infecciones de boca y faringe

El **té de tomillo** utilizado para hacer gárgaras es muy efectivo contra las infecciones de la boca y la faringe. Ponga a hervir una taza y media de agua; agréguele el **tomillo** que pueda tomar con la punta de los dedos, y luego de hervir, déjelo reposar 3 minutos. Cuélelo y cuando esté frío utilice este cocimiento para hacer enjuagues bucales.

Mal aliento

Chupar o masticar varias veces al día un pedacito de **cáscara de lima** ayuda a contrarrestar el mal aliento de una manera efectiva.

Como remedio para combatir el mal aliento, el **perejil** resulta útil y refrescante por su alto contenido en clorofila. Simplemente tome varias hojitas muy bien lavadas de esta planta y mastíquelas durante varios minutos. Después puede tragarlas o escupirlas y, si lo considera necesario, repita la operación, sobre todo si en sus comidas ha consumido gran cantidad de condimentos como el ajo o la cebolla.

Cuando se tienen problemas graves de mal aliento es importante, como en tantos otros casos, vigilar que nuestra alimentación sea la adecuada para tener una buena digestión. Para ese propósito puede sernos de gran ayuda un té que se prepara con **mirra, hojas de higuera, hierbabuena y laurel**. Si no tiene todas a la mano, use sólo las que encuentre en el momento. Tome diariamente tres tazas de este té, de preferencia entre las comidas. Consuma, además, suficiente agua.

Otra opción para casos de mal aliento, además de vigilar la dieta y cuidar la salud del hígado y los problemas del estreñimiento, es utilizar el **té de romero** para hacer enjuagues bucales. Le será también de gran ayuda masticar **semillas de cilantro**.

Otra manera de tratar el mal olor de boca es utilizando una infusión ligera de **ajenjo** al día. Hierva una taza de agua y agregue sólo **una pizca de ajenjo** (lo que tome con la punta de los dedos); cuele y tómelo por la mañana. Notará gran mejoría.

Herpes

Algunas pruebas de laboratorio demuestran que la **mejorana** inhibe el desarrollo del herpes. Espolvoree **un poco de mejorana** sobre el herpes labial; impedirá su propagación y ayudará a que se alivie. Este remedio también sirve para el herpes genital.

Labios partidos

Si sus labios están partidos, mezcle unas gotas de **miel de abeja** con la misma cantidad de **aceite de oliva** y aplique esta mezcla sobre sus labios varias veces al día. Le aliviará la molestia y desaparecerán las grietas.

Resequedad y grietas de labios

Para la resequedad y las grietas de sus labios puede preparar una sencilla y efectiva pomada: a **1/4 de taza de aceite de almendras** agregue **1/4 de taza de cera de abeja** derretida a baño maría; añada **una cucharada de miel** y **una cucharada de glicerina**. Mezcle todo perfectamente y guárdelo en un recipiente de boca ancha, de preferencia de vidrio. Aplique la mezcla sobre sus labios las veces que lo necesite hasta que la resequedad ceda.

Encías hinchadas y sangrantes

Para las encías hinchadas y sangrantes es de vital ayuda esta sencilla práctica. Ponga a hervir en medio litro de agua **10 cáscaras de nuez**. Ya que ha hervido durante 3 minutos deje enfriar un poco, cuele y guarde el agua para hacer buches, tres veces al día, después de cepillarse los dientes. Haga esto durante una o dos semanas y notará una efectiva mejoría en sus encías.

CABELLO

**Cómo combatir la caída del cabello y ayudar
a su rápido crecimiento. Caspa y seborrea**

Para ayudar al crecimiento

Una forma efectiva de ayudar a que el cabello crezca es la
siguiente: mezcle **cuatro cucharadas de aceite de coco**,
otras **cuatro de aceite de ajonjolí** o de **almendras** y **cera
blanca** suficiente, para formar una pomada ligera. Agregue
también **ocho gotas de esencia de canela** y **ocho gotas
de esencia de clavo**. Úntese con ella el cuero cabelludo,
por las noches y lávelo al día siguiente con agua tibia. Le
proporcionará, además, sedosidad y brillo.

Caída del cabello

Para ayudar a evitar la caída del cabello use **ortiga**, de la
siguiente manera: coloque suficiente ortiga fresca, dentro
de un frasco de cristal con tapa, usando guantes o algún
utensilio, ya que esta planta provoca picazón al contacto
con la piel. Utilice la cantidad necesaria para llenar el frasco
sin que la planta quede muy apretada, luego vacíe **vinagre
natural de piña o de manzana** hasta terminar de llenarlo;

ya bien cerrado, déjelo macerar por dos o tres semanas. Use este líquido, de preferencia por la noche, para masajear el cuero cabelludo y lávelo hasta el día siguiente.

He aquí otra buena y sencilla opción que puede ser de gran ayuda para quienes tienen problemas de caída de cabello: frote el cuero cabelludo con suficiente **jugo de membrillo**, una vez por día. Después de esto, dé un masaje en su cuero cabelludo con **agua de sal de mar** (250 ml con dos cucharadas). Déjelo ahí por una hora y enjuáguelo. Repita esto diariamente por un tiempo considerable. Si no puede conseguir el jugo de membrillo, puede seguir este mismo procedimiento pero utilizando un **té concentrado de hojas de papayo**.

Se dice que este remedio puede ser efectivo para combatir algunos tipos de calvicie.

Otra opción para evitar la caída del cabello consiste en hervir en 2 tazas de agua un puñado de **hojas frescas de albahaca,** durante 2 minutos. Déjelas reposar 10 minutos y cuele enseguida. Después de lavar su cabello como de costumbre, masajee su cuero cabelludo con esta agua y ya no enjuague.

Además de ayudar a evitar la caída del cabello, la albahaca le dejará un agradable aroma.

Para evitar la caída del cabello, también puede utilizar la siguiente preparación: coloque en un frasco de vidrio un buen puñado de **hojas de ortiga y raíz de bardana** y agregue **vinagre natural de manzana** hasta llenar el frasco. Tape y deje macerar ahí las hojas por dos semanas. Con esta preparación frote el cuero cabelludo dos o tres veces al día.

Otro remedio para evitar la caída del cabello es utilizar una infusión concentrada de **hojas de nogal,** tres cucharaditas para medio litro de agua, para masajear enérgicamente el cuero cabelludo varias veces al día, el tiempo necesario para conseguir los resultados. Haga la fricción con la yema de los dedos y no se enjuague.

Para fortalecer el cabello

Otra receta sencilla y eficaz para fortalecer el cabello, evitar la caída y ayudar a su crecimiento, es utilizar el **jugo de repollo** o **col** para dar masajes suaves sobre el cuero cabelludo. Hágalo una vez al día por un tiempo considerable hasta conseguir resultados.

Caída del cabello, caspa o seborrea

En problemas de caída de cabello, caspa o seborrea, una receta efectiva y fácil de preparar es la siguiente: utilice **40 ml de aceite de ricino** y **100 ml de jugo de ortiga,** que puede obtener utilizando un extractor de jugos o machacando la planta y exprimiéndola dentro de un cedazo de algodón, utilizando guantes. Mezcle bien el aceite y el jugo y utilice esta mezcla para friccionar y masajear su cuero cabelludo.

Para fortalecer el cabello

Para fortalecer su cabello y ayudarlo a que crezca, puede utilizar el siguiente cocimiento: ponga a hervir en suficiente agua un puñado de **hojas de ortiga, saúco, abedul** y **nogal**. Ya que hierva, deje reposar por unos minutos y luego pase por un colador. Después de haber lavado su cabello normalmente use este cocimiento, una vez que esté tibio, para darse un último enjuague y déjelo ahí por el resto del día.

Para estimular el crecimiento

Para evitar la caída del cabello y estimular su crecimiento, frote **una cebolla partida** sobre el cuero cabelludo, una vez por semana; deje el jugo ahí por un rato hasta que se seque y después lave su cabeza como de costumbre.

> Este remedio también ayuda a corregir el exceso de grasa en el cabello.

Caspa

Un remedio sencillo y eficaz para eliminar la caspa es un cocimiento de **tomillo**. Hierva en dos tazas de agua **cuatro cucharadas de tomillo seco** y déjelas reposar durante 10 minutos antes de colar. Utilice este cocimiento, ya frío, como enjuague, sobre su cabello limpio y aún húmedo, tratando de que llegue principalmente al cuero cabelludo. Dese un masaje con suavidad y ya no se enjuague. Repítalo de tres a cinco días seguidos, hasta obtener resultados.

Otra forma efectiva de eliminar la caspa es utilizar el **jugo de penca de maguey**. Prepárelo dejando remojar por unas horas unos trozos de la penca hasta que se ponga roja. Como es un efectivo desinfectante, utilice esta agua para dar el último enjuague al cabello, después de haberlo lavado. Úselo por lo menos durante cinco días seguidos.

Una opción más que también da buenos resultados para eliminar la caspa es utilizar suficiente **jugo de limón** mezclado con **un poco de sal** para masajear el cuero cabelludo, antes de tomar el baño por las mañanas. Hágalo por lo menos siete días seguidos y notará la limpieza que va adquiriendo su cuero cabelludo, y cómo se va reduciendo la caspa.

Cuando la caspa es provocada por mucha resequedad en el cuero cabelludo, se recomienda usar **una yema de huevo** bien batida. Viértala poco a poco sobre el cuero cabelludo, friccionando con los dedos enérgicamente, y luego enjuague con bastante agua tibia. Se recomienda usarla una vez por semana.

> **¿Sabía usted que...** la **yema de huevo** ayuda, además, a dar **vitalidad** al cabello?

También puede utilizar **una taza de jugo de lima** bien colado para frotarse el cuero cabelludo diariamente, unos minutos antes de bañarse. Eliminará la caspa en pocos días.

Para combatir la caspa, masajee con suavidad el cuero cabelludo dos veces por semana con una solución preparada en una taza con la mitad de agua y la otra mitad de **vinagre de manzana**, y luego déjelo ahí por una hora. Pasado este tiempo, dele de nuevo un masaje al cuero cabelludo, pero ahora con **aceite de oliva**. Espere por lo menos otra media hora y lave su cabello como de costumbre. Dependiendo de lo serio del problema, la caspa quedará eliminada de la primera a la quinta aplicación y su cabello lucirá sedoso y brillante.

Resequedad

Una manera sencilla para suavizar y dar lustre a su cabello: coloque sobre la palma de la mano la cantidad de champú que normalmente utiliza y agréguele el contenido de **una cápsula de vitamina E**; revuélvalos en la mano y lave con esa mezcla su cabello como acostumbra hacerlo. Notará más suavidad y brillo. Si lo cree necesario, puede repetir la aplicación dos veces por semana hasta conseguir resultados, sobre todo si hay mucha resequedad.

Caída del cabello y seborrea

Ayude a su cabello. Para evitar que se caiga, eliminar el exceso de grasa y combatir la seborrea, extraiga un poco de **jugo de nopal** y frote con él enérgicamente su cuero cabelludo. Puede licuar un trozo de nopal en medio vaso de agua natural y colar. También le sirve cortar medio nopal en trocitos y ponerlo a remojar en un vaso de agua, durante 1 hora. Colar y aplicar. Repita este procedimiento por varios días antes de bañarse y déjelo ahí por unos 10 o 15 minutos; después tome su baño como de costumbre. Notará cómo su cabello queda más suave y con brillo.

Seborrea y caspa

Una alternativa más para combatir problemas de caspa, cabello muy grasoso o seborrea, es usar la siguiente loción. Mezcle muy bien:

8   g de **resorcina**
20 ml de **glicerina**
8 ml de **alcohol**
160 ml de **agua de rosas**

Dos veces al día aplique esta mezcla al cuero cabelludo dando un suave masaje; por el tiempo que sea necesario, hasta conseguir resultados. Lave su cabello a diario y en la forma acostumbrada.

CIÁTICA

Dolor de ciática

Para el dolor de ciática, el **té de valerina** (20 g por litro de agua), tomado como agua de uso, da magníficos resultados. A fin de lograr un mayor alivio, puede complementarse con la aplicación de pomada de **mastuerzo** en la zona dolorida. Prepare la pomada de la siguiente manera: mezcle suficiente **mastuerzo en polvo** con **vaselina**, moviendo de manera constante hasta hacer una pasta espesa que pueda ser aplicada sobre la piel, y dé un suave masaje para producir calor en la zona dolorida. Aplique la pomada las veces que lo considere necesario.

También puede preparar el siguiente bálsamo: en una botella de vidrio de un litro coloque **medio litro de alcohol** y añada, a partes iguales, **romero, ruda, ajos machacados, pimienta gorda** y **tabaco**. Déjelo macerar al sol por 24 horas como mínimo, antes de frotar con él las partes doloridas.

Otra opción es preparar **fomentos** agregando **una taza de sal** a un litro de agua hirviendo, y en esa agua, a una temperatura tolerable para la piel, moje un lienzo de algodón, exprímalo un poco y colóquelo sobre la zona dolorida, repitiendo varias veces. Además, en caso de este tipo de dolor, es muy importante que vigile su dieta. Un té que le puede proporcionar buenos resultados es la combinación de **ruda, manzanilla, salvia, orégano, gordolobo, hierbabuena** y **ortiga**. Todo mezclado en porciones pequeñas.

CONSEJO

Cuando se presenta dolor de ciática, son muy efectivos los fomentos sobre la región afectada.

DIGESTIÓN

Alteraciones, indigestión, estreñimiento, gases, falta de apetito

Alteraciones ligeras de la digestión

Para alteraciones ligeras de digestión, el **té de manzana** al final de las comidas es estupendo. Corte en trocitos media manzana y póngala a hervir con medio litro de agua. No le quite las semillas ni la cáscara. Tome el agua de este cocimiento como té, calientito con un poco de **miel**. Ayudará a su digestión. Y es excelente para malestares estomacales en los niños.

Gases y eructos

El **carbón**, hecho de leña limpia, es un gran auxiliar para problemas de gases y eructos. Mézclelo con un poco de agua y **miel** y tome dos cucharaditas unos 15 minutos antes de cada comida. Como las causas principales de estos problemas son el estreñimiento, beber demasiado líquido en las comidas, comer en exceso o combinaciones incorrectas de alimentos le recomendamos poner cuidado en corregir estos hábitos. Le será de gran ayuda tomar **té de hierba-buena** como agua de uso entre comidas.

Indigestión y gases

En casos de indigestión, falta de apetito y gases, el **té de salvia** (una cucharadita por cada taza de agua) es excelente, además de que ayuda a eliminar la náusea y a contrarrestar la acidez.

Falta de apetito y estreñimiento

Para trastornos de la digestión, falta de apetito y estreñimiento, el **té de hojas de nogal** (dos cucharaditas de hojas para medio litro de agua) es un remedio magnífico y, además, un auténtico purificador de la sangre.

Gases

La infusión de **anís** se prepara hirviendo un litro de agua, cuando suelte el hervor se apaga y se agregan dos cucharadas o un puñito de esta planta. Tape y deje reposar 15 minutos. Luego cuele y tómela como agua de uso. Tiene un sabor agradable y es un excelente auxiliar para eliminar los gases intestinales.

Para ayudar a la digestión

Ayude sencilla y agradablemente a su digestión tomando después de la comida una taza de **té de menta** (10 g por cada litro de agua).

CONSEJO

Para ancianos y personas cansadas o debilitadas, este té es muy útil.

DOLOR DE CABEZA

Causas de los dolores de cabeza

Cuando se presenta dolor de cabeza una o dos horas después de comer casi siempre es debido a acidez o a problemas digestivos, y se percibe en la parte frontal de la cabeza. Otra de las causas importantes de los dolores de cabeza son los problemas en ovarios y útero, en especial durante el periodo menstrual. La mayor tensión del dolor se localiza en la parte superior del cráneo. Cuando la jaqueca nos provoca latidos en la cabeza generalmente se debe a una gran congestión ocasionada por un esfuerzo mental prolongado o por exposición al sol, entre otros factores. En estos casos, darnos un **baño de pies bien caliente**, de 20 a 30 minutos, nos proporcionará un relajante y gran alivio debido a que, al dilatarse los tejidos de nuestras piernas por el calor, el torrente sanguíneo fluirá hacia la parte inferior de éstas y descongestionará la cabeza. Coloque, además, **una compresa de agua fría alrededor** del cuello y otra sobre la frente, y aproveche ese momento para relajarse y respirar lenta y profundamente.

Dolor de cabeza

Otro remedio eficaz para los dolores de cabeza es una toma preparada con una **manzana** y una **cebolla** en un litro de agua. Cuézalas como para preparar un caldo y tómelo caliente durante el día, agregándole un poco de **jugo de limón**.

> Este remedio también es un buen diurético.

El **té tibio de ruda** (lo que tome con la punta de los dedos por taza de agua), tomado tres veces al día, es un importante auxiliar para eliminar el dolor de cabeza.

Jaqueca

Otra más de las múltiples opciones que existen para las molestias ocasionadas por la jaqueca es utilizar una **cáscara de naranja** previamente frita en **aceite de cocina**. Aún tibia, los trozos se ponen como chiqueadores sobre las sienes para proporcionar un relajante alivio. Procure utilizar este momento para cerrar sus ojos y tomarse un confortable descanso.

También, para ayudar a que las jaquecas desaparezcan mastique hojas bien lavadas y desinfectadas de **perejil**, mientras esté sintiendo el dolor, hasta que éste desaparezca.

DOLORES MUSCULARES

Causas de los dolores musculares

Los dolores musculares se presentan, en general, por exceso de ejercicio, mucha tensión o por enfriamientos. El **baño de contraste** es un remedio rápido y efectivo contra estos males. Consiste en tomar una ducha con agua caliente, lo más que pueda tolerarla, y luego, poco a poco, empezar a usarla templada hasta que llegue a lo más fría posible. Vuelva al agua caliente y termine de nuevo con la fría. Después del baño abríguese muy bien, ayúdese tomando un té calientito y relajante de **manzanilla**, **tila** o **azahar**. Si lo hace antes de acostarse, conseguirá mayores beneficios, ya que le permitirá conciliar el sueño más rápida y profundamente.

Dolor de caballo y por aire

Una cataplasma de **avena** cocida con **vinagre**, de consistencia espesa, hace desaparecer los dolores musculares provocados por corrientes de aire y también el llamado *dolor de caballo* (dolor que se presenta en el costado del abdomen, generalmente cuando jala uno aire con la boca). Aplique la cataplasma, de preferencia cuando aún se encuentre un poco caliente, y cubra la zona con un lienzo de algodón seco. Déjela actuar durante el tiempo que sea necesario.

Dolor de espalda

Los dolores de espalda debidos al cansancio, enfriamientos e incluso los provocados por golpes suelen ser molestias frecuentes. Para aliviarlos, diluya **dos pastillas de alcanfor** en **medio litro de alcohol de caña** y utilice este líquido sobre las zonas afectadas. Esta mezcla no se debe aplicar en exceso, porque puede provocar resequedad en la piel.

> **¿Sabía usted que...** nuestras abuelas también usaban el **alcohol alcanforado** para mitigar la comezón provocada por la **urticaria** o por los granos que produce el **sarampión**, así como para secarlos?

Tónico muscular para deportistas

Un excelente tónico muscular para los deportistas es la **tintura de árnica**, que se prepara de la siguiente manera: llene un frasco de vidrio con **tapón de corcho** con flores de

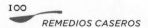

árnica procurando que no queden apretadas. Luego agregue **alcohol** (3/4 partes del frasco) y agua (1/4 parte). Deje reposar en un lugar oscuro por dos semanas, agitándolo de vez en cuando. Al cabo de ese tiempo filtre con una tela de algodón y vuelva a guardar en el mismo frasco, bien tapado. Este tónico es muy útil para calentar los músculos antes de iniciar el ejercicio y ayuda a evitar estiramientos y tirones. Al aplicarlo hay que frotarlo suavemente sobre la piel dando un ligero masaje.

También es útil para golpes y torceduras, aplicado en la zona afectada.

Dolor por enfriamiento

Para problemas de inflamaciones o dolores por enfriamiento en diversas áreas del cuerpo, la cataplasma de **salvado, col** y **cebolla** es un remedio excelente. Ponga en una olla **cuatro puñados de salvado**, **tres hojas de col** y **dos cebollas** rebanadas. Agregue agua para formar una pasta y deje hervir hasta que espese un poco (5 a 10 minutos). Sobre un lienzo de algodón extienda una capa de esta mezcla, suficiente para cubrir el área afectada, y aplíquela de preferencia cuando aún esté caliente. Déjelo ahí durante unas 2 horas, y al retirarlo tenga cuidado con las corrientes de aire. Puede repetir el procedimiento hasta lograr una total recuperación.

Otra opción más para aliviar el dolor por inflamación o enfriamiento en diversas partes del cuerpo es utilizar **tres o cuatro hojas de repollo** o **col**. Córtelas en trozos y luego aplástelas con un mortero o rodillo de cocina; caliéntelas en una cacerola; después, póngalas sobre un lienzo de algodón y aplíquelas sobre la parte dolorida. Déjelas ahí más o menos 2 horas y retírelas. Evite enfriamientos.

ESTÓMAGO

Dolores, acidez, cólicos

Acidez estomacal

Además de hacer los cambios necesarios en nuestra dieta, un excelente apoyo para contrarrestar la acidez estomacal es tomar después de las comidas un **té de cola de caballo** con **una pizca de ajenjo** (lo que tome con la punta de los dedos).

Dolor de estómago

En caso de fermentaciones y dolor de estómago es muy útil alternar **compresas frías** con **compresas calientes**, utilizando lienzos de algodón; también sirve beber **agua caliente** y **agua de carbón**, que se prepara de la siguiente manera: deje quemar **dos o tres tortillas de maíz** sobre un comal hasta que se carbonicen; luego, pulverícelas y utilice una cucharada de este polvo para un vaso mediano de agua; mezcle y deje reposar mínimo durante una hora. Permita que esta mezcla se asiente, y beba sólo el agua. Puede tomarla antes de las comidas.

Inflamación estomacal y cólicos

En casos de inflamación estomacal o cólicos, aplicar una cataplasma de **hojas de col** proporciona un gran alivio. Cubra el vientre con **dos o más hojas grandes de col**, previamente untadas en una de sus caras con **aceite de oliva** y luego coloque sobre éstas una cubierta con un lienzo de algodón. Deje ahí por unas 2 horas o más, si es necesario. Le proporcionará un gran alivio y ayudará a que los cólicos se desvanezcan.

Acidez e irritación

En casos de irritación estomacal, acidez o incluso deshidratación, es de gran ayuda el **agua albuminosa** que se prepara licuando los siguientes ingredientes: un vaso de **agua helada**, medio **limón** exprimido, una **clara de huevo** y una cucharada de **miel de abeja**. Tome esta mezcla bien fría, como la horchata.

Náuseas o diarreas

Otra buena opción para los malestares del estómago, náuseas o diarreas es tomar **té de hierbabuena** como agua de uso durante el día. Para hacerlo aún más efectivo, mastique **tres o cuatro hojitas de hierbabuena** fresca y bien lavada con unos cuantos **granitos de sal** y no se las trague sino hasta que las haya masticado muy bien. Se sorprenderá al ver cómo ceden las náuseas de manera considerable.

CONSEJO

Puede masticar hojas de hierbabuena las veces que considere necesario: siempre le darán excelentes beneficios.

Dolor y diarreas ligeras

Los dolores de estómago acompañados de ligeras diarreas suelen ser resultado de alimentos no bien recibidos por nuestro cuerpo. El **té de hojas de guayabo**, de preferencia frescas, es muy efectivo para detener la diarrea y quitar los cólicos provocados por ésta. Puede tomarlo ligeramente endulzado como agua de uso durante el día.

Acidez

Cuando hay mucha acidez en el estómago después de la comida, beber despacio dos vasos de **agua caliente** proporcionará un gran alivio a esos desórdenes gástricos.

Dolor estomacal por irritación

Una manera muy eficaz de utilizar el **requesón** es en los casos de dolor estomacal por irritación. Coloque sobre el abdomen una cataplasma de **requesón** y cubra con una manta mojada y bien exprimida; deje ahí hasta que el calor del cuerpo seque la pasta, y luego cambie nuevamente por requesón fresco. Además de que ayuda a mitigar y curar la irritación del estómago y el intestino, su acción permite que se eliminen sustancias dañinas. Se recomienda batir mucho el requesón para que tome la consistencia de ungüento. Si es necesario, agréguele un poco de **suero** de la leche. Cuanto más ligera sea la pasta, más eficaces son los resultados.

FIEBRES

Fiebre y dolor de cabeza

El **baño de pies** es un método efectivo para bajar la fiebre y quitar el dolor de cabeza. Vacíe agua caliente en una cubeta, a una temperatura soportable y agradable al tacto. Introduzca ahí los pies y moje continuamente con esa agua hasta las rodillas. Cuando se haya enfriado un poco agregue más agua caliente (tenga cuidado de no quemar la piel); continúe mojando sus piernas hasta las rodillas por un periodo de 10 a 15 minutos. Luego saque los pies del agua teniendo cuidado de que no haya corrientes de aire y de inmediato cubra las piernas con una toalla o manta grande, y abrigue también el resto del cuerpo. Espere así hasta que éste termine de vaporizar.

CONSEJO

El baño de pies debe hacerse por las noches o cuando ya no se va a estar expuesto a corrientes de aire.

Fiebre

Cuando hay fiebre, se recomienda que después de que el enfermo tome un baño caliente reciba una friega de **limón**. Para ello, ase **tres o cuatro limones**; cuando aún estén ligeramente calientes, pártalos por la mitad y con el jugo frote con energía el cuerpo del enfermo, envolviéndolo después muy bien para que sude. Es importante cuidar que el enfermo no sufra de enfriamientos después de la sudoración. Asegúrese de frotar todo el cuerpo, incluyendo las plantas de los pies y las palmas de las manos. Esta friega de limón le brindará al paciente un gran descanso y un efectivo alivio y puede repetirla después de unas horas, si lo considera necesario.

Otro apoyo para bajar la fiebre es utilizar **dos litros de té de fresno**, apenas tibio, y con esta agua hacer un lavado intestinal. Deben haber pasado mínimo tres horas después de que el enfermo tomó algún alimento.

Fiebre alta

Cuando hay fiebre alta, tomar varias tazas de **té de borraja** calientito ayudará a estimular la sudoración y a bajar la temperatura. Puede ingerirse por uno o dos días como agua de uso, tratando siempre de consumirlo tibio.

Además de estimular la defecación, el lavado de fresno actúa como desinfectante.

Para evitar la deshidratación

Para ayudar a bajar la temperatura y evitar la deshidratación cuando hay fiebre, prepare la siguiente bebida con:

8 **limones** asados (el jugo de)
4 cucharadas de **borraja**
2 litros de agua
azúcar o **miel**

Ponga a hervir el agua con la borraja para preparar un té; deje enfriar y añada el jugo de los limones asados y la miel o azúcar. Tómelo como agua de uso durante el día.

Fiebre y debilidad por diarreas

Un cocimiento de **cereales** muy recomendado en los problemas de fiebres se prepara de la siguiente manera: ponga a tostar en un comal o sartén una cucharada grande de cada uno de los siguientes cereales: **avena, cebada, centeno, maíz, trigo** y **salvado**. Muévalos constantemente para evitar que se quemen. Después, muélalos en un molino de café o en un mortero hasta pulverizarlos. Ya hechos polvo, hiérvalos en dos litros de agua, a fuego lento, durante 20 minutos. Páselo por un colador y conserve este líquido bien tapado en un recipiente limpio; se le puede añadir un poco de azúcar o miel.

Tómelo en pequeñas porciones cada hora, durante el día. No lo consuma después de 24 horas de haberlo preparado. Cuando sienta debilidad, en caso de diarreas infecciosas, puede tomar este cocimiento agregándole al hervirlo **dos o tres cáscaras de limón**.

GRIPE, RESFRIADOS

Catarro, constipación y congestión nasal, sinusitis

Por qué la propensión a resfriados y gripes

El **trabajo excesivo** y la **falta de sueño** suficiente disminuyen la vitalidad con rapidez y hacen al cuerpo susceptible a los resfriados. **Ingerir bebidas demasiado frías** también propicia un desaceleramiento en nuestro sistema circulatorio, causando la baja de nuestras defensas y, con esto, propensión a resfriados y gripes.

Para evitar males por cambios de clima

Tomar un vaso de **té de zarzaparrilla** (40 g por un litro de agua), en ayunas, por la mañana y durante varios días seguidos. Es un excelente depurativo.

Si hiciéramos esto, al menos dos veces al año, al entrar la primavera y el otoño, evitaríamos enfermedades producidas por los cambios de clima.

Gripe fuerte

Cuando hay gripes fuertes, a veces acompañadas hasta de un poco de fiebre, prepárese un **té de manzanilla**, cuélelo, agréguele el **jugo de media cebolla** de tamaño regular, endúlcelo con un poco de **miel** y tómeselo calientito. Haga esta toma dos veces al día por dos o tres días seguidos.

Catarro crónico

Para el catarro crónico, ponga a hervir **cinco hojas de aguacate** y **un hueso** de éste en tres tazas de agua; cuele y tómese como té caliente por varias noches seguidas. El calor de la planta y sus aceites ayudarán a remover y eliminar las mucosidades.

Resfriado intenso

En un resfriado muy intenso puede ayudarnos el uso de la siguiente combinación: **menta**, **gordolobo** y **flores de tilo**. Tomadas en té, tres o cuatro veces durante el día. Pueden proporcionarnos un importante alivio.

Resfriado

Para el resfrío, prepárese un remedio sencillo y efectivo. En **un cuarto de litro de aguardiente** ponga a macerar por unos quince o veinte días **tres cabezas de ajo** peladas. Cuando haya pasado este tiempo, saque cuidadosamente los ajos y guarde el líquido bien tapado. Si cuando uno está resfriado se toma una pequeña copita de este preparado en la noche, antes de acostarse, al día siguiente se sentirá bastante recuperado.

Congestión nasal muy severa. Sinusitis

La congestión nasal muy severa suele estar provocada por una gran cantidad de espesas mucosidades que, al no poder fluir con normalidad, impiden el acceso natural del aire por nuestras vías respiratorias. Un excelente ungüento para removerlas y ayudar en el tratamiento de este malestar se elabora con:

4 velitas de **sebo**
2 cucharadas de **aceite de oliva o bálsamo magistral**
1 raja de **canela**
1 cucharada de **aceite de arrayán**
1 tajada de **jabón amarillo**
1 puñado de **árnica**
1 pedazo de **manta nueva** (10 cm²)
1 pizca de **rocilla**

Ponga todo a fuego lento en una cazuelita de barro, de preferencia nueva. Ya bien disuelto, hierva durante 5 minutos, cuele utilizando el pedazo de manta. Guarde la mezcla, junto con la manta, en la cazuelita de barro y deje enfriar. Utilice el pedazo de manta que ha humedecido en esta mezcla para frotarse la frente, los pómulos y la nariz por las noches o en horas en que ya no va a estar expuesto a corrientes de aire. La vasija con la mezcla puede guardarse y utilizarse por tiempo indefinido, sólo protegiéndola del polvo.

Catarro

Como un excelente auxiliar para combatir y erradicar el catarro, utilice un poco de **jugo de hojas de acelga** fresca: póngalo sobre la palma de su mano y sórbalo por la nariz; repita esto dos o tres veces al día, por varios días seguidos, y notará considerables resultados.

Constipación

Para resfriados y catarros, especialmente si hay constipación nasal, el siguiente cocimiento es muy recomendable tanto para niños como para adultos: hierva **una cebolla**, de preferencia morada, y **tres dientes de ajo** en un litro de agua; tape y deje a fuego lento durante 10 minutos. Cuele y agregue el **jugo de dos limones asados**. Cuando la mezcla esté tibia, endulce con **miel de abeja** y tómela como agua de uso.

Congestión nasal

Para combatir la congestión nasal es muy efectivo utilizar una de las delgadas **telas de la cebolla** de un tamaño apropiado para cubrir todo el tabique de la nariz. Si la congestión es demasiado severa, puede también cubrirse la frente y los pómulos utilizando varias de estas delgadas telitas de cebolla. Si lo considera necesario, repita la operación varias veces, pues proporcionará un relajante descanso al ayudar a que las secreciones fluyan con mayor facilidad.

Otra receta sencilla para aminorar la congestión nasal es utilizar un poco de **té de manzanilla** tibio. Si introduce con un gotero un poco de ese líquido en las fosas nasales, ayudará a aflojar las secreciones y permitirá que fluyan.

Sinusitis

Para los problemas de sinusitis, el **tomillo** proporciona gran ayuda. Utilice un té ligero de tomillo para aplicar unas gotas en cada fosa nasal. Con otro tanto de este mismo cocimiento haga además gárgaras dos o tres veces al día, y por la noche realice inhalaciones con un cocimiento más concentrado de **tomillo** y **eucalipto**, aspirando profundamente su vapor por boca y nariz. De preferencia haga estas inhalaciones antes de acostarse para que no quede expuesto a las corrientes de aire. Repita todo el tratamiento durante varios días seguidos, hasta sentirse mejor.

Resequedad y grietas en las fosas nasales

Una buena pomada lubricante para grietas, resequedad y fisuras de las fosas nasales, que puede ser preparada en cualquier botica, consta de los siguientes ingredientes:

15 g de **cloruro de sodio**
40 g de **ácido bórico**
100 g de **vaselina sólida**, c.b.p.

Se mezcla todo muy bien y se aplica un poco en cada fosa nasal dos veces al día, por el tiempo necesario.

HEMORROIDES O ALMORRANAS

Hemorroides sangrantes

Si se presentan hemorroides inflamadas y sangrantes, se puede aplicar una abundante cataplasma de **verdolagas frescas** bien desinfectadas y machacadas. Ésta puede cambiarse varias veces al día porque, además de proporcionar un relajante y refrescante alivio, ayudará a que ceda la inflamación.

Almorranas externas

Un ungüento que da muy buenos resultados en las almorranas externas se prepara con los siguientes ingredientes:

    0.65 g de **extracto de hamamelis**
    0.35 g de **bromuro de potasio**
    0.65 g de **extracto de belladona**
     30 g de **vaselina**

Mezcle todo muy bien y aplique dos o tres veces al día, después de haber aseado muy bien la zona afectada.

También las **compresas frías**, como hielo, colocadas sobre las almorranas externas dolorosas, proporcionan alivio y disminuyen la congestión. Es muy importante mantener limpia esta área. Para ello puede utilizar una solución preparada con medio litro de agua y **una cucharadita de tanina**. Humedezca muy bien un algodón en esta solución y limpie con él cuidadosamente la zona de las almorranas.

Almorranas

Una pomada que da muy buenos resultados para las almorranas se prepara con los siguientes elementos:

> 5 g de **extracto de castaño de indias**
> 5 g de **extracto de hamamelis**
> 50 g de **lanolina**

Mezcle muy bien y aplíquela sobre las almorranas, tres veces al día.

Inflamación de almorranas

Otras opciones para el tratamiento de la inflamación de las almorranas son las cataplasmas ligeramente calientes de **engrudo de almidón** o de **papa** cocida y luego machacada a manera de puré, aplicándola también ligeramente caliente. Además de que proporcionarán un importante descanso, ayudarán a combatir la inflamación.

Para desinflamar hemorroides externas

El **agua de hamamelis** bien fría aplicada sobre las hemorroides externas ayuda a desinflamarlas y a evitar el sangrado. Se dice que el hamamelis contrae los vasos sanguíneos y ayuda a que se reduzcan. Antes de aplicar el agua de hamamelis puede meter un poco de ésta a su refrigerador por un rato, pues estando fría los efectos son más rápidos y notables.

Otra recomendación para ayudar con el dolor e inflamación de las hemorroides, es introducir por vía rectal un supositorio de sábila que se prepara pelando un trozo de 10 cm de sábila, dejando sólo el cristal. El cristal se corta en "dedos" largos, los cuales se envuelven en papel de estraza o aluminio y se guardan en el congelador para que tengan una consistencia firme y así se puedan introducir, ya sin papel, por vía rectal. Déjelos allí por el tiempo deseado.

Para el dolor e inflamación de hemorroides externas

Hierva 2 litros de agua con un puño de té de heno (el de los nacimientos) o de tomillo, durante 5 minutos. Deje reposar 15 minutos. Cuele y deje que se enfríe. Cuando esté tibio, realice baño de asiento durante 15 minutos, dos veces al día. Es una excelente terapia que ayuda a aliviar el dolor y a desinflamar.

HERIDAS Y GOLPES

Contusiones, cortadas, raspones, hinchazón, rasguños

Inflamación por heridas o contusiones

Un excelente desinflamante de los tejidos donde hubo heridas o contusiones es el cocimiento de **semillas de cilantro** (250 g por litro de agua), ligeramente caliente, más que templado o frío, para conseguir mejores resultados. Se utiliza como compresa mojando un lienzo de algodón y colocándolo sobre la zona afectada; debe cambiarse constantemente y también puede lavarse la herida con esta agua durante un buen rato. Después se recomienda cubrirla con un lienzo de algodón seco y limpio o con una gasa. Cuando la inflamación es fuerte, este procedimiento puede repetirse dos o hasta tres veces al día.

Golpes, enfriamientos y resfriados

Para golpes, enfriamientos o resfriados, prepare un buen ungüento de la siguiente forma: ponga a derretir a fuego lento **200 g de sebo**; agréguele **50 g de retoños de romero** y otros **50 g de retoños de ruda**. Manténgalo en la lumbre por 15 o 20 minutos, a fuego lento, moviendo constantemente. Retire de la lumbre y páselo por un colador; ya que se enfríe agréguele **50 gotas de esencia de trementina** y **50 gotas de esencia de orégano**. Mézclelo muy bien y guárdelo en un envase de vidrio con tapa.

Golpes

La goma que se da en la parte inferior de las **pencas del maguey** calma los dolores si se aplica directamente sobre los golpes o introduciendo una pequeña cantidad dentro de una muela con caries. Claro que en este último caso es sólo una solución momentánea porque después hay que visitar al odontólogo.

Cortadas y raspones

Aplicar una ligera capa de **miel de abeja** sobre cortadas, heridas y raspones ayuda a evitar infecciones y a que la cicatrización sea más rápida.

Cicatrización de heridas y úlceras

En la cicatrización de las heridas y úlceras, un remedio eficaz es el **bálsamo de maguey**, que puede preparar de la siguiente manera: ponga al fuego **dos o tres pencas de maguey** hasta que se asen; luego, con una prensa, mortero o un extractor de jugos, sáqueles todo el líquido posible. Ponga de nuevo a hervir el jugo con **una cucharada de azúcar** y **un puñado de romero** y déjelo en la lumbre hasta que espese un poco; después, hay que dejarlo enfriar. Moje en este bálsamo pedazos de tela de algodón y aplíquelo directamente en las heridas. Ayuda a la cicatrización en un tiempo más corto.

Para lavar heridas

Para lavar toda clase de heridas, la infusión de **tomillo** (20 g para un litro de agua o 5 g para una taza), utilizada cuando ya está tibia, da excelentes resultados y ayuda a evitar la inflamación de los tejidos.

Golpes y heridas

La **tintura de árnica**, tan útil en la curación de golpes y heridas, se prepara de la siguiente manera: en un frasco de vidrio introduzca hasta la mitad **flores frescas o secas de árnica** y llene el resto de la botella con **alcohol**. Deje reposar esta mezcla dos o tres días. Cuando la necesite, empape un algodón en la tintura y colóquelo sobre el lugar afectado, sosteniéndolo con una venda. El dolor desaparece a los pocos minutos.

Inflamación por golpes o torceduras

En inflamaciones por golpes o torceduras y cuando una zona se encuentra afiebrada, la sola aplicación de una **madre de vinagre** sobre el lugar afectado le hará experimentar un importante alivio. Puede cambiarla nuevamente después de 1 o 2 horas, dependiendo del caso. A fin de mantenerla fija en el lugar deseado, utilice un lienzo de algodón para cubrir la zona y sosténgalo con una venda.

Hinchazón por golpes

Cuando hay una hinchazón por golpes, cueza en poca agua una cantidad suficiente de **semillas de fenogreco**, considerando el tamaño del área afectada. Después, deje enfriar y, ya que estén tibias, use las semillas como cataplasma sobre la zona golpeada. Le ayudará a desinflamar y a disminuir el dolor.

Dolores por golpes o contusiones

En casos de neuralgias, dolores de reumatismo en las articulaciones, o bien para combatir dolores producidos por golpes o contusiones, el **alcoholato de romero compuesto**, también conocido como *Agua de la Reina de Hungría*, resulta excelente como bálsamo. Puede prepararlo utilizando los siguientes ingredientes:

10 g de hojas secas de **romero en polvo**

10 g de **flores de lavanda**, también en polvo

100 ml de **alcohol**

Mezcle los polvos y humedézcalos con suficiente cantidad de agua durante 12 horas; enseguida, agregue el alcohol dejando el polvo en maceración durante 48 horas más, y después filtre con un cedazo de algodón delgado, para obtener un líquido que, aplicado sobre las zonas afectadas, atenuará los dolores. Consérvese en un frasco bien tapado, de preferencia de vidrio.

Inflamación por golpes

Otra excelente forma de aminorar el dolor y combatir la inflamación después de un golpe es usar **hojas de violeta** frescas. Tome varias hojas, macháquelas y aplíquelas directamente sobre la zona golpeada.

> Además de dar una inmediata sensación de alivio, las hojas de violeta ayudarán a evitar la inflamación.

Para aminorar el dolor

Nuestras culturas indígenas saben que la **pasiflora** ayuda a aliviar el dolor. Para rasguños, golpes, cortadas y aun heridas leves, coloque sobre la zona **unas cuantas hojas y pétalos de pasiflora** un poco machacadas, y sosténgalas ahí con una venda. El dolor disminuirá notablemente.

Dolores por golpes o enfriamiento

Calme los dolores provocados por golpes, enfriamientos o por la inflamación de vientre utilizando **varias hojas enteras de col**. Fríalas un poco en **aceite de oliva** o **de coco** y aplíquelas tibias sobre el abdomen o la zona inflamada.

> Este remedio también es muy eficaz para calmar cólicos.

Músculos lastimados

En músculos lastimados y para aliviar inflamaciones y abscesos, la mezcla de **ajos** crudos machacados, **dátiles** y **miel** caliente, puesta como cataplasma sobre el área enferma, ayudará en forma muy importante al proceso de curación.

Para detener el hipo

Un remedio eficaz para detener el hipo es tomar **cucharadas de agua caliente** por un periodo más o menos prolongado hasta conseguir que desaparezca.

Para eliminar el hipo

Para eliminar el hipo, mantenga la boca cerrada, tape la nariz y las orejas con los dedos y trague saliva tres veces para que estos orificios se abran. Esto forma un pequeño vacío y hace que cambie **el ritmo del diafragma**.

Vigile su digestión, pues se dice que el hipo es provocado por alteraciones de los procesos digestivos y hepáticos.

INSOMNIO

Remedios contra la falta de sueño

Descongestión del cerebro

El origen más común del insomnio se encuentra relacionado con problemas circulatorios, debido a que la congestión del cerebro mantiene la mente activa a causa de la gran cantidad de sangre que circula por él. Esto no nos permite conciliar el sueño. Darnos un **baño caliente de pies** durante unos 20 minutos, antes de acostarnos, permitirá la descongestión de la cabeza. Podemos complementar el baño con una **compresa de agua fría** alrededor del cuello y un té calientito, que puede ser de **tila** o **azahar**.

> **¿Sabía usted que...** la **actitud serena y relajada al acostarse** es importantísima para conciliar el sueño?

Insomnio

Un buen remedio contra el insomnio es el agua de **lechuga**. Ponga a hervir una taza y media de agua y agréguele **una**

hoja de este vegetal; déjela reposar por 2 o 3 minutos y tome el agua antes de acostarse. Puede repetir esto las veces que lo necesite, sin que afecte a su organismo; por el contrario, le ayudará a tranquilizar sus nervios y conciliará el sueño más rápidamente.

CONSEJO

También puede dar este remedio a los niños cuando no duermen bien, endulzado con un poco de miel de abeja.

Insomnio nervioso

Una eficaz mezcla para el insomnio nervioso es la siguiente:

> 10 g de **manzanilla**
> 20 g de **tila**
> 10 g de **espino blanco**
> 20 g de **menta**
> 5 g de **salvia de Aragón**
> 20 g de **boldo**
> 10 g de **lupulino**
> 5 g de **senecio**

Utilice una cucharada sopera de esta mezcla para una taza de té. Tómese una taza por la tarde, otra después de cenar y otra al acostarse.

Diarreas, cólicos intestinales, colitis,
inflamaciones, estreñimiento y lavados
intestinales, fermentaciones, infecciones

Diarrea

Un sencillo suero casero, para tomar, ideal cuando hay diarreas o sensación de deshidratación por mucho ejercicio o exposición al sol, se prepara de la siguiente forma: a dos litros de **agua purificada** agregue **cuatro cucharadas de miel de abeja o de agave, el jugo de 4 limones, media cucharadita de sal** y **media cucharadita de bicarbonato.** Mezcle bien y tome a pequeños sorbos durante el día.

En los casos de diarreas, el **polvo de plátano** da muy buenos resultados. Rebane en rodajas **varios plátanos**, de preferencia ligeramente verdes, y póngalos a tostar en un comal. Después de esto, presiónelos en un mortero hasta pulverizarlos. Para tomarlos, revuélvalos en **horchata** o **agua de arroz**, cuidando de que no quede demasiado espesa.

Diarrea muy persistente

Cuando en tiempos pasados había que detener diarreas muy persistentes se utilizaba con muy buen resultado cocimiento de **tila**, colado y tibio, para realizar lavativas (lavados intestinales). Se usaba de uno a dos litros de cocimiento, dependiendo de la edad o situación concreta de la persona, es decir, de la cantidad que pudiera tolerar.

Diarrea crónica

Cuando padezca de diarrea crónica utilice esta sencilla receta: a un **membrillo** grande sáquele el corazón por uno de sus lados y rellénelo con **cera blanca de abeja**. Métalo al horno, cómaselo ya que se encuentre bien cocido y luego tómese **unas cucharadas de vino tinto**.

Diarrea y problemas digestivos

Para combatir diarreas y problemas digestivos es de gran ayuda un poco de **carbón natural**. Obténgalo de una forma sencilla: queme en un comal un trozo de **pan de trigo** y luego sumérjalo en medio vaso de agua, hasta que ésta se pinte con el carbón; pásela por un colador y tome el agua. Puede repetir la toma, después de cada comida, si su digestión es difícil.

Diarrea severa

Cuando se presenta una diarrea fuerte, es de gran ayuda aplicar una compresa de **agua avinagrada** sobre el abdomen. Ponga en un recipiente medio litro de agua fría y agregue **un cuarto de litro de vinagre**, revuelva bien y humedezca un lienzo de algodón con esa mezcla. Exprima un poco, colóquelo a manera de compresa sobre el ombligo y abdomen y cúbralo con una toalla seca. Déjelo ahí por 1 o 2 horas, más o menos; luego, vuelva a mojar el lienzo y colóquelo nuevamente sobre el abdomen, dejándolo otro tanto de tiempo. Puede repetir esta operación varias veces al día, pero siempre cuidando que los pies del enfermo se encuentren calientes, para evitar enfriamientos.

Cólicos intestinales

Para cólicos intestinales, haga una mezcla en partes iguales de **comino, tomillo** y **manzanilla**. Agregue una cucharada sopera de esta mezcla en taza y media de agua caliente y déjela hervir, tapada y a fuego lento, por 2 minutos; luego, déjela reposar otros 2 minutos, manteniéndola tapada, y tómela a pequeños sorbos.

Cólicos intestinales o menstruales

Cuando se presentan cólicos intestinales o menstruales, puede preparar un cocimiento de **flores y hojas de**

cempasúchil, utilizando una cucharadita para una taza de agua. Después de hervir, déjelo reposar por 5 minutos; cuélelo y tome una taza de este cocimiento al terminar cada comida.

Colitis o indigestión

Para toda clase de colitis, indigestión o inflamación, se recomienda este caldo desinflamante. Prepárelo de la siguiente forma: ponga a cocer, en dos litros de agua, **una o dos manzanas** sin pelar, **dos o tres zanahorias** en trozos y **una cebolla**; agregue un poco de **anís en grano** y déjelo hervir durante unos 15 minutos. Tome este caldo tres o cuatro veces al día, media hora antes de cada comida. Si además quiere que tenga un efecto relajante, cuando ya lo vaya a consumir añádale **jugo de lechuga**.

Cólicos y disentería

Se dice que Hipócrates utilizaba los cocimientos de **col con miel**, tomados ligeramente calientes, como agua de uso, para tratar los cólicos y problemas de disentería.

Inflamación intestinal

El cocimiento de **arroz**, **cebada** y **hojas de salvia** con un poco de miel ha sido utilizado con muy buenos resultados para problemas de inflamación intestinal. Puede tomar el agua colada o porciones del cocimiento completo.

> **¿Sabía usted que...** este cocimiento es excelente cuando hay problemas de **náuseas**?

Otro remedio para reducir las inflamaciones del intestino, aun las de los niños, por muchas generaciones se ha recomendado diluir en una taza de agua tibia de **media a una cucharadita de aceite de almendra**, y tomarlo antes de la comida. Reducirá notablemente los gases.

Estreñimiento

La **avena** ha sido utilizada para corregir problemas de estreñimiento y para ayudar a mejorar la digestión. En antiguos libros de medicina herbolaria se recomienda la avena como tónico para el corazón y los órganos sexuales, remedio para el insomnio y como ayuda para las vías urinarias. Lo que sabemos a ciencia cierta es que se trata de un excelente alimento, económico y fácil de preparar, e ideal para los convalecientes, los niños y los ancianos.

Estreñimiento

Para combatir el estreñimiento y para evitar gripes y fiebres, mezcle:

> 15 g de **hojas de sen**
> 5 g de **rosa de Castilla**
> 3 g de **romero**
> 3 g de **salvia**
> 3 g de **hierbabuena**
> 1 litro de agua

Deje hervir, cuele y tome esta mezcla dos o tres veces al día por el tiempo que considere conveniente.

> Puede utilizarla como una especie de purgante natural.

Otro lavado de gran utilidad para combatir el estreñimiento y la congestión del recto se puede hacer utilizando un litro y medio de agua y **media taza de linaza**. Haga un cocimiento, cuélelo muy bien y déjelo enfriar hasta que quede tibio. Con esta agua realice el lavado intestinal, utilizando una cánula. Además de propiciar la defecación, debido a que ayuda a limpiar nuestro intestino, la linaza actúa como desinflamante.

Excremento endurecido

Los lavados intestinales con **aceite de oliva** se recomiendan cuando hay excrementos demasiado endurecidos y conseguir que pasen por el recto sin provocar dolor. Para hacerlos, utilice **un cuarto de litro de aceite de oliva** tibio. Es posible que la evacuación tenga lugar inmediatamente; sin embargo, se recomienda que se realice por la noche pues, como el cuerpo ya no está moviéndose tanto, puede que la evacuación se produzca hasta la mañana siguiente, lo que permitiría que el aceite reblandeciera en forma más profunda los desechos y adherencias del intestino. Si a la mañana siguiente todavía hay dificultad para defecar, porque el estreñimiento es muy severo, puede aplicarse un lavado intestinal con un litro de **agua tibia**.

Fermentación en el intestino

Cuando hay fermentaciones en el intestino resulta útil hacer una infusión con **media cucharadita de comino** por una taza de agua y tomarla dos o tres veces al día, durante uno o dos días.

Infección intestinal

Para toda clase de fiebres, infecciones de tipo intestinal, trastornos gástricos o aun para personas propensas a cálculos de riñones o de la bilis, el **caldo de rábanos con sus hojas** puede actuar como un buen normalizador y, además, posee un gran poder tonificante. Puede tomarlo por las mañanas o al medio día, unos 15 minutos antes de la comida. Utilice unos **cinco rabanitos**, con todo y hojas, por litro de agua, y déjelos hervir hasta que se cuezan.

Problemas en los senos durante el amamantamiento, náuseas en el embarazo, cómo aumentar la cantidad de leche

Pecho endurecido e hinchado

Cuando se presenta endurecimiento e hinchazón del pecho en las mujeres que están amamantando y se desea desinflamarlo y reblandecerlo, hay que extraer el **jugo de tres o cuatro varas de apio** y mezclarlo con una cantidad suficiente de **migajón de pan** hasta obtener una pasta suave que se utilizará como cataplasma sobre el busto. Además de calmarle las molestias, ayudará a que su piel se ponga más suave y sin grietas. Deje la cataplasma por unos 15 o 20 minutos, y luego enjuague con agua tibia.

Acumulación de leche

Cuando las mujeres están amamantando, los endurecimientos en los pechos (secas), causados por acumulación de leche e inflamación de tejidos, encuentran un importante alivio con las **hojas de col** hervidas y ligeramente calientes puestas como cataplasma en esa zona. Además, brindarán un relajante descanso.

Grietas en labios y senos

Las grietas de los labios y de los senos en las mujeres que amamantan encuentran un rápido e importante alivio utilizando las gotas gelatinosas que rodean las **semillas de los membrillos**. Las gotas se aplican en forma directa sobre el lugar de la lesión.

> También dan excelentes resultados para quitar la comezón en irritaciones de la piel o por piquetes de mosco.

Grietas y resequedad en pezones

Si usted está amamantando o sufre de resequedad y grietas en los pezones, ponga a macerar en un frasco de vidrio con tapa **125 ml de aceite de oliva** o **de almendras** y **30 o 40 g de pétalos de azucena**. Déjelos ahí por diez o quince días, y luego utilice este aceite para masajear suavemente sus pezones después del baño diario o, si lo considera necesario, varias veces al día.

Calenturas e inflamación de senos

Para evitar la calentura o los senos afiebrados por congestión, durante la lactancia o por inflamación en los días anteriores a los periodos menstruales, este remedio le será de gran ayuda: aplique fomentos o compresas de lienzos de algodón mojados en **agua caliente con sal**, teniendo cuidado de que estén a una temperatura razonable para no quemar la piel. Después de hacer esta aplicación, no se exponga a enfriamientos.

Abscesos en el pecho

Otra opción para combatir los abscesos en el pecho de las mujeres que están amamantando es la aplicación de una cataplasma que se prepara de la siguiente manera: **dos o tres varas de apio picadas, un puñado de hojas de menta y una o dos cucharadas de aceite de oliva o de coco**. Sofría las hojas y el apio en el aceite hasta que queden blandas y se puedan machacar para formar una pasta. Cuando aún esté caliente la mezcla, extiéndala sobre un lienzo de algodón y aplíquela sobre el pecho, a una temperatura tolerable. Déjela ahí por una hora, y luego retire y enjuague con agua tibia. Tenga siempre cuidado, al retirar la cataplasma, de no exponerse a corrientes de aire para evitar enfriamientos.

Para mantener un busto firme

Una sencilla forma de ayudar a mantener un busto firme es utilizando el siguiente preparado: en **un litro de agua de colonia** mezcle **una cabeza de apio completa**, sin hojas y cortada en trozos. Colóquelos en un frasco bien cerrado y déjelos macerar durante quince días. Aplique esta loción en el busto dando un masaje ligero de abajo hacia arriba y luego en forma circular. Tenga cuidado en utilizar un sostén cómodo, pero con buen soporte, y aplique esta fricción con constancia después del baño durante un tiempo razonable. Usted notará más firmeza en sus tejidos.

> **¿Sabía usted que...** esta loción también puede usarse **para reafirmar los tejidos del abdomen**?

Para aumentar la secreción de leche

A fin de ayudar a aumentar la secreción láctea de las madres que están amamantando, prepare la siguiente bebida: machaque lo que tome con la punta de los dedos de **semillas de comino**, y enseguida agréguele una taza y media de agua caliente; déjela reposar durante 1 o 2 minutos y entonces pásela por un colador. Puede agregarle un poco de **miel** o bien tomarla natural. Notará importantes resultados.

Para aumentar la secreción de leche

Para ayudar a aumentar la cantidad de leche en las madres, también se ha utilizado desde muchos años atrás el **hinojo**, ya que tiene un efecto galactogénico. Hierva durante un minuto una taza grande de agua y agregue 20 g de esta planta, luego deje reposar otro tanto; por último, pase por un colador y beba dos tazas al día.

Para enriquecer la leche

Para las mujeres que se encuentran amamantando, el siguiente es un remedio que viene de nuestras abuelas: tomen como primer alimento del día **una o dos pencas de nopal** asadas y condimentadas con **un poco de aceite de oliva** y **sal**. Unos 20 o 30 minutos después, beban una taza de **té de alfalfa**, que aumentará y enriquecerá la leche materna.

Para evitar cólicos en los niños

A las mujeres que están amamantando se les recomienda **abstenerse de comer ajo** en cantidades fuertes, ya que altera su leche y puede provocar cólicos en los niños.

Náuseas

La náusea es uno de los síntomas clásicos del embarazo; se debe al exceso de ácidos y líquidos que el estómago segrega durante los primeros meses por los cambios en el metabolismo. Algo tan sencillo como comer por la mañana **una**

rebanada de pan integral, antes que cualquier líquido, puede ser de gran ayuda para que la náusea se desvanezca poco a poco. Durante el día es mejor comer los alimentos sólidos primero, y beber los líquidos entre comidas.

Un sencillo y excelente tratamiento para combatir las náuseas durante el embarazo, y para cualquier tipo de mareos por movimiento, es tomar una taza de **té de jengibre** o de una a dos cápsulas de polvo de éste. Se sorprenderá de los resultados.

Para facilitar el parto

Se dice que Hipócrates recomendaba a las mujeres embarazadas que durante los últimos días de gestación comieran una buena cantidad de **col** cocida mezclada con **miel** para facilitar el parto.

Para mitigar "entuertos"

Para ayudar a mitigar las contracciones que se presentan después del parto, comúnmente conocidas como entuertos, muchas comadronas usaban un compuesto de **polvo de anís, polvo de nuez moscada** y **polvo de canela**; una pizca de cada cosa era diluida en partes iguales en un poco de vino suave y lo daban a tomar a las nuevas madres. En poco tiempo, las contracciones se hacían más leves.

MANCHAS DE LA PIEL

Mal del pinto, paño, pecas y manchas, tiña

Vitíligo o mal del pinto

Para ayudar a desvanecer las manchas de vitíligo (mal del pinto), utilice un puñado de **hojas de san Silvestre**, de preferencia frescas, macháquelas y déjelas remojar en el **jugo de cinco limones** por unos 20 o 30 minutos. Luego, colóquelas sobre las manchas a manera de cataplasma y déjelas ahí por 1 o 2 horas. Repita este procedimiento diariamente, durante el tiempo necesario, hasta conseguir resultados.

Paño

En tratamientos para quitar el paño (manchas de la cara) provocado por los embarazos es muy efectivo usar el **té de árnica**. Haga dos cocimientos: uno muy ligero, para tomarlo como agua de uso durante algunas semanas, y otro más concentrado, con el que deberá lavarse o limpiarse la cara varias veces al día, sobre todo en las zonas en las que se encuentran las manchas. Después de cuatro o seis semanas, puede descansar por un periodo más o menos igual y volver a iniciar el tratamiento.

Manchas y pecas

Para aclarar las manchas de la piel y las pecas, es muy eficaz el té de **raíz de genciana** aplicado con un algodón sobre la zona.

Manchas de la cara

Para quitar las manchas de la cara, prepare el siguiente remedio: a una botella de **aguardiente de caña** de un litro quítele una tercera parte de su contenido y agréguele **tres claras de huevo** batidas y **100 g de arroz** pulverizado y cernido. Mantenga la botella tapada y agítela bien; espere mínimo 24 horas antes de usarla para limpiar su cutis, utilizando un algodón bien mojado en la mezcla.

Manchas y pecas

El **perejil** machacado y puesto sobre la piel a manera de cataplasma ha sido utilizado por generaciones para eliminar o desvanecer las pecas y las manchas de la piel.

Tiña

Muchas generaciones pasadas utilizaron diferentes métodos para combatir los problemas de tiña: uno muy sencillo consiste en aplicar sobre las manchas **aceite de ricino** con una torunda de algodón, dos veces al día. Otro remedio se prepara diluyendo **una cucharada de tabaco** en una taza de agua; se deja hervir por 5 minutos. Ya frío, hay que agregar **media cucharadita de ceniza de leña** y **una cucharadita de vinagre**, mezclarlo muy bien y ponerlo sobre las manchas, dos o tres veces al día, con un trozo de algodón, que deberá desecharse de inmediato, ya que la tiña es contagiosa.

Manchas

Diluir **glicerina** en partes iguales con **vinagre de piña**, y utilizarla como crema sobre las zonas de la piel que tenga manchas, incluso las provocadas por la edad, ayuda a desaparecerlas o a atenuar su color, dependiendo de la intensidad del tono.

Malestares y alteraciones por baja o nula producción de estrógenos; resequedad, hemorragias e infecciones vaginales, flujo y úlceras

Trastornos de la menopausia

Desde hace muchos años, la **soya** ha sido utilizada de muy diversas formas para la nutrición humana, pero sólo recientemente se han descubierto las variadas propiedades curativas de esta leguminosa. Una esencial es su actividad estrogénica, debido a que posee ciertas sustancias que se conocen como isoflavones. La genisteína y la daidseína son dos de estos isoflavones, contenidos en la soya, que realizan, entre otras funciones, una actividad similar a los estrógenos, aunque de forma natural y sin efectos secundarios; por lo que resultan excelentes auxiliares en el tratamiento de los trastornos de la menopausia: bochornos, resequedad vaginal, insomnio, aumento de grasa corporal, entre otros.

Incluso, estos elementos ayudan a mantener y mejorar la densidad ósea, lo que los vuelve agentes útiles contra la osteoporosis.

Para quienes entran en la menopausia

Consumir la **soya** una vez al día será de gran utilidad para las mujeres que están entrando en la menopausia. Una manera excelente de incorporarla a nuestra dieta y de beneficiarnos de sus bondades es el siguiente licuado que, además de ser muy nutritivo, aportará los valiosos fitoestrógenos y, por supuesto, proteínas, calcio y otros minerales y vitaminas. Licúe **un vaso de leche de soya** con **una cucharada de semillas de linaza** y **una de ajonjolí.** Tómelo a cualquier hora del día, por todo el tiempo que desee. Es muy importante para la salud que la soya sea orgánica y no genéticamente modificada.

Para aminorar problemas de menopausia

Para aminorar los problemas derivados de la menopausia, una sencilla receta de antaño es el cocimiento de **semillas de hinojo.** Hierva **media cucharadita de semillas de hinojo** por una taza de agua; déjelas reposar durante 10 minutos, cuele y endulce con un poco de **miel.** Tome tres veces al día por algún tiempo o cuando se le acentúen las molestias.

> **¿Sabía usted que...** la soya contiene sustancias **que actúan como estrógenos,** de ahí sus beneficios en esta etapa de la vida?

Climaterio

Las mujeres que han entrado ya en la etapa del climaterio, tanto si presentan los trastornos relacionados con la menopausia, como si todavía no los padecen, pueden ayudarse tomando algunas de las siguientes plantas medicinales, ricas en fitoestrógenos naturales: **raíz de unicornio, saúco, orozus, zarzaparrilla**. Pueden elegir una de ellas o combinar dos, alternándolas cada mes. Para prepararlas, hay que hervir un litro de agua, agregar una cucharadita de la o las plantas escogidas, dejar hervir durante 5 minutos, tapadas y a fuego lento; luego, dejar reposar otros 10 minutos; colar y tomar como agua de uso.

Baja o nula producción de estrógenos

Los trastornos derivados de la baja o nula producción de estrógenos durante la etapa de la menopausia pueden ser tratados de manera efectiva y aliviados con el **fenogreco**. Esta planta contiene la sustancia diosgenina, que es similar a los estrógenos. Utilice el fenogreco en té o, mejor aún, moliendo las semillas e ingiriendo media cucharadita, tres veces al día, con los alimentos. Se sorprenderá de los resultados.

Malestares de la menopausia

Los malestares y alteraciones provocados por la menopausia pueden encontrar un alivio considerable tomando como agua de uso, durante el día, un té que se prepara con **una pizca de salvia, hierbabuena** y **hojas de naranjo**. Evite, además, el cansancio excesivo.

Resequedad vaginal

Un trastorno muy común derivado de la menopausia es la resequedad vaginal. Una excelente terapia natural para ello es aplicar dentro de la vagina dos a tres centímetros de **aceite de germen de trigo** con una jeringa plástica a la que se le debe quitar la aguja, ya que no se utiliza. Realice esta práctica de preferencia por la noche, para que la posición al dormir ayude a que el aceite permanezca el mayor tiempo posible dentro de la vagina. Repita esta aplicación las noches necesarias hasta obtener mejoría.

Hemorragia vaginal

Cuando hay hemorragia vaginal aplique un lavado de medio litro de agua simple con **una cucharada de sal**. Este lavado se aplica estando acostada y colocando debajo un recipiente para que reciba el agua que cae, ya que en esta posición propiciamos que el agua penetre mejor y se mantenga en el interior por más tiempo, lo que ayudará a obtener mejores resultados.

Infecciones vaginales

Para infecciones vaginales, flujos, úlceras e incluso hemorragias, una preparación excelente de plantas medicinales para hacer duchas vaginales, es la siguiente: hierva en dos litros de agua, durante 10 minutos, tapado y a fuego lento, **un puñado de árnica, tlalchichinole, cancerina** y **cuachalalate**. Deje reposar otros 10 minutos y agregue **12 gotas de agua oxigenada**. Aplique estando en posición horizontal (acostada) para que el líquido pueda penetrar mejor y permanezca más tiempo en el interior.

MENSTRUACIÓN

Cólicos, supresión de la regla, lista de plantas medicinales para cada padecimiento, reglas abundantes

Trastornos de la menstruación

Para muchas mujeres los periodos menstruales son muy dolorosos. Las plantas medicinales resultan un excelente auxiliar para estos padecimientos. Elíjalas de acuerdo con su problema y tómelas durante un mes, descanse el siguiente y repita el tratamiento. **Prepare el té** hirviendo un litro de agua, agregue una cucharadita de cada planta elegida, tape y deje hervir por 5 minutos, a fuego lento, luego, deje reposar 10 minutos y cuele. Ya tibio, puede endulzar con **miel**, si lo desea.

Estimulación del flujo menstrual: **cardiaca**
Menstruación obstruida: **serpentaria de raíz negra**
Menstruación excesiva: **alquimila** y **amaranta**
Menstruación escasa: **raíz de siempreviva**
Menstruación difícil: **corteza azul**, **raíz de popus**, **milenrama** y **artemisa**
Menstruación con dolor: **ajenjo** y **poleo**
Menstruación retardada: **té del desierto** o de ajo

Otra gran combinación de plantas medicinales para combatir los molestos cólicos menstruales es el **té de pericón**, **ruda**, **orégano** y **romero**. Prepárelo como se indica en las recetas anteriores y tome un litro al día como agua de uso, durante todo el mes.

CONSEJO

Los días de menstruación, si hay cólicos, póngase fomentos calientitos de este té en el bajo vientre.

Cólicos menstruales

Un excelente remedio para aliviar los cólicos menstruales es esta antigua receta de **vino de ajo**: utilice **vino de Oporto**. Si no lo consigue, use **vino de consagrar** o **moscatel**. Ponga un vaso de este vino a fuego lento, en una olla de barro nueva, sin ningún recubrimiento, hasta que empiecen a aparecer pequeñas burbujas; luego, agregue **cuatro dientes de ajo**, pelados y picados, y déjelo en el fuego sólo un minuto más. Retírelo y déjelo enfriar, pero tápelo para evitar que se evapore. Ya frío, cuélelo y enváselo en una botella oscura de vidrio y tápela bien. Tres días antes de la menstruación, y hasta terminada la misma, tome una cucharada de este vino, media hora antes de cada alimento. Si sus cólicos son muy severos, tome dos cucharadas.

Malestar por supresión menstrual

Cuando hay cólicos y malestar por la supresión de la menstruación haga un té con **una cucharada de orégano** en un litro de agua. Cuélelo y tome una taza cuatro veces al día. Esto ayudará a mejorar la fluidez y a eliminar los cólicos. Tómelo por un mes, descanse un mes más y repita el tratamiento, si es necesario.

Cólicos y flujo anormal

Para calmar el dolor de los cólicos menstruales y ayudar a que haya un flujo normal de sangre, sin periodos de interrupción, el **té de estafiate** es muy bueno. Tómelo tres veces durante el día, en las fechas cercanas a su periodo menstrual o al inicio de éste, si se presenta con dolor abdominal o con cólicos.

Supresión de la regla

Cuando hay supresión de la regla por estrés, alteraciones emocionales o problemas en ovarios, la infusión de **milenrama** (30 g por un litro de agua), nos dará un excelente resultado, tomada como agua de uso por unos días.

Reglas con flujo excesivo

Una opción para controlar las reglas con flujo excesivo, e incluso con buenos resultados para la cura de evacuaciones sanguinolentas, es el uso de **corteza de encino** o **roble**. Se toman 3 g de corteza en polvo mezclados con un poco de **miel**, una vez al día, en ayunas.

OÍDOS

Dolor de oído, zumbido, punzadas o sorderas provocadas por inflamación o gripe

Dolor de oído

Para mitigar el dolor de oído, una forma sencilla es usar **un puñado de hojas de albahaca** fresca. Presiónelas en un colador o en un mortero hasta conseguir un poco de su jugo. Luego, moje con él un algodón e introdúzcalo en el oído a manera de tapón. Alrededor de la oreja, por la parte externa, unte suficiente **aceite de almendras** tibio, dando un ligero masaje, y cubra la zona con un lienzo de algodón.

Otra buena opción para acabar con el dolor de oído es un cocimiento de **guamúchil**. Ponga a hervir un litro de agua con aproximadamente **40 g de corteza de guamúchil**. Después de hervir, déjelo reposar por unos 5 o 10 minutos. Cuélelo y tómelo calientito, varias tazas durante el día, hasta que cese el dolor. Puede usar este mismo cocimiento de manera externa para ponerse lienzos de algodón mojados y ligeramente exprimidos sobre el oído dolorido, a manera de fomento.

Zumbidos de oído o sordera por gripe

En casos de zumbidos de oído o sordera provocada por inflamación o gripe, hierva **flores de saúco** durante 5 minutos; tape el recipiente con un embudo de papel, de manera que pase el vapor por el orificio, y coloque el oído sobre éste para que reciba la acción del calor durante 5 o 10 minutos; enseguida, introduzca en el mismo oído una bolita de **algodón yodado**. Haga esta curación de preferencia por las noches para evitar corrientes de aire y enfriamientos. Alrededor del oído, por la parte externa, aplique un poco de **aceite de oliva** calientito y cubra con un lienzo de algodón.

Punzadas de oído

Las punzadas de oído provocadas por una corriente de aire o después de una gripe suelen ser malestares frecuentes. Una opción para contrarrestar el dolor es tomar **varias hojitas de ruda** fresca y bien limpia, machacarlas un poco sobre la mano y envolverlas dentro de un algodón pequeño (el necesario para que quepa dentro del oído). Dese un ligero masaje alrededor de la oreja con algún **aceite aromático** o, en su defecto, con **aceite de oliva o de coco**, y cubra la zona con un lienzo.

Otra opción para aliviar las punzadas de oído es utilizar **un diente de ajo.** Áselo sobre un comal y, calientito, envuélvalo en un pedazo de algodón y colóquelo dentro del oído. En la parte externa de la oreja, puede auxiliarse, aplicando algún **aceite aromático** o utilice alguna **pomada para golpes** o **dolores musculares** que produzca calor, y cubra la zona con un lienzo.

OJOS

Inflamación y cansancio, irritación y picazón, carnosidad, nube, conjuntivitis, lagrimeo, molestias por enfriamiento, ojeras y pestañas

Inflamación de párpados

Cuando hay malestar debido a una inflamación de los párpados, provocada por enfriamiento o exceso de aire, dan muy buenos resultados las cataplasmas calientitas de **arroz** o **papa**, cocidos con agua pura y machacados hasta formar una masa que se debe aplicar sobre el párpado, cubriéndolas con un lienzo de algodón. Hágase esta curación por las noches, antes de acostarse, y cuando ya no va a estar expuesto al aire. Repítala varias veces, si lo considera necesario. Al final de la aplicación lave bien la piel del párpado con un poco de **té de manzanilla** tibio.

Inflamación o irritación

Otra opción para curar la inflamación de ojos o molestias por irritación consiste en hervir una taza de agua con un **puñito de hojas de llantén**; agregar **unos pétalos de rosa de Castilla**, dejar reposar unos minutos y colar. Use esta agua tibia para lavar sus ojos o como colirio.

Inflamación

En los problemas de inflamación de los ojos la **lechuga** es otra de las plantas que puede brindarle excelentes beneficios, si se usa de la siguiente manera: utilice un poco de **té de lechuga** tibio para lavar los ojos. O machaque **unas hojas frescas de lechuga,** ya bien lavadas y aplíquelas como compresa sobre los ojos, dejándolas ahí de 20 a 30 minutos.

Inflamación y cansancio

Otra más de las formas en que podemos mitigar los problemas de inflamación y cansancio en nuestros ojos es utilizando una infusión de **100 ml de leche** con **un puñado pequeño de manzanilla.** Después de que hierva, déjela enfriar hasta que quede a una temperatura agradable al cuerpo y utilícela para mojar pequeñas motas de algodón que se colocan como compresas sobre los parpados. Esta operación se debe repetir varias veces, hasta conseguir los efectos deseados. Sus ojos disfrutarán de un relajante descanso.

Vista cansada

Un remedio muy eficaz para la vista cansada es lavar los ojos con **agua fría de ruda.** Para prepararla, machaque **20 g de hojas tiernas de ruda** y vacíe en medio litro de agua fría el jugo y la pasta resultante. Agite con energía y pase por un colador. Con el agua ya colada se hace un lavado de ojos. Al final puede dejar sobre los ojos cerrados, y por unos minutos, unos pequeños pedazos de tela o de algodón mojados con esta agua, a manera de compresa. Aproveche este momento para relajarse y brindarle a sus ojos un verdadero descanso.

Irritación o hinchazón

Cuando hay problemas de irritación de ojos provocados por enfriamiento, o de hinchazón por congestión o por un golpe, tome **dos cucharadas de requesón** y bátalas muy bien hasta que quede una pastita muy fina; aplique una cucharada sobre cada ojo, manteniéndolos bien cerrados, y deje ahí el requesón hasta que se endurezca por el calor; luego prepare otra pasta igual de requesón y vuelva a aplicar. El cambio de cataplasma puede hacerse cada media hora y puede repetirse tres o cuatro veces al día, el tiempo que considere necesario.

Irritación por polvo o esmog

Como colirio para los ojos irritados por polvo, mucho aire o por esmog, el **té de borraja**, no muy concentrado y tibio, es excelente para quitar la irritación y dejar los ojos libres de impurezas.

Para limpiar los ojos

Prepare un excelente e inofensivo colirio para sus ojos de la siguiente manera: hierva **15 g de hinojo** y **una cucharada de miel** en medio litro de agua. Retírelo de la lumbre al primer hervor, páselo por un colador y déjelo enfriar; ya frío, utilícelo para lavar sus ojos. Además de darles un importante descanso, los mantendrá limpios y libres de impurezas, sobre todo cuando se encuentran irritados por exceso de aire o humo.

Picazón

Cuando hay mucha picazón en los ojos, prepare un cocimiento ligero de **romero**, **salvia** y **menta**; deje enfriar y utilícelo para lavar los ojos. Puede hacerlo por varios días seguidos, sobre todo si al levantarse, hay exceso de legaña.

Irritación y mucha legaña

En casos de irritación y de mucha legaña, aplique varias gotas de **jugo de lima** directamente en el ojo. También puede utilizar **té de manzanilla** tibio a fin de limpiar bien los ojos cada vez que lo necesite, puede enjuagarlos y esto ayudará a lograr una recuperación más rápida.

Carnosidad o catarata incipiente

Una receta muy antigua y efectiva, cuando hay carnosidad en los ojos o principios de catarata, es poner cada noche al acostarse, en los ojos o el ojo afectado, una gota de **aceite especial de ajonjolí** crudo, durante el tiempo necesario, hasta que se elimine la carnosidad o la catarata.

Conjuntivitis

En casos de conjuntivitis, el cocimiento de los **pétalos de rosa de Castilla** resulta un importante auxiliar, aplicado como colirio, pues disminuye la inflamación de la mucosa, hace desaparecer el ardor, e incluso la molestia que origina la luz en estos casos. Para el cocimiento pueden utilizarse los pétalos frescos o secos, ya que la esencia curativa de la planta se conserva por largo tiempo.

Excesivo lagrimeo

El excesivo lagrimeo de los ojos suele ser un malestar que acompaña en forma continua a muchas personas. Puede tratarse con la siguiente combinación de plantas, en partes iguales: **valeriana, manzanilla, ruda, eufrasia, cardo santo, diente de león y flores de lila**. Mezcle todo y guárdelo bien empacado en un lugar seco para que vaya utilizándolo poco a poco. Con dos tazas de agua y un puñito de la mezcla prepare un cocimiento y hiérvalo por 5 minutos. Luego, déjelo reposar por otros 3 minutos, manteniéndolo tapado. Cuando ya esté tibio, moje en él dos pedacitos de tela de algodón y, casi sin exprimir, colóquelos sobre los ojos, cubriendo con un lienzo seco. Deje actuar durante 10 a 15 minutos manteniendo los ojos cerrados. Vuelva a mojar los lienzos y siga repitiendo la operación hasta completar una hora. Después de la última aplicación repose otros 10 minutos, cubriendo sus ojos sólo con un lienzo seco.

Molestias por enfriamiento

Cuando hay molestias en los ojos provocadas por enfriamiento, lave **varias hojas frescas de ruda**, macháquelas un poco y frótese con ellas varias veces alrededor de los ojos, si es necesario. Se sorprenderá del gran alivio que le proporcionará, y calmará el dolor producido por corrientes de aire.

Ojeras por cansancio o desvelo

Cuando hay ojeras por cansancio o desvelo le recomendamos estas tres opciones para contrarrestarlas:

- ♦ Ponga **rebanadas de pepino** sobre sus ojos, por varios minutos, y aproveche para tomarse un relajante descanso. Cambie las rebanadas, las veces que lo considere necesario.
- ♦ Colóquese **compresas de agua fría**. Moje un lienzo de algodón en agua fría, exprima un poco y

colóquelo sobre sus ojos por varios minutos; repita la operación varias veces y manténgase relajado mientras permanece con los ojos cerrados.

- ◆ A la opción anterior le podemos hacer una variante: coloque en un recipiente suficiente **agua caliente** para mojar un lienzo de algodón (el agua debe estar agradable al tacto), exprímalo un poco y colóquelo con cuidado sobre sus ojos cerrados. Después de varios minutos, sustituya el lienzo por otro mojado ahora en **agua fría**, siga manteniendo sus ojos cerrados y permanezca relajado. Puede continuar alternando las compresas hasta terminar con una de agua fría para evitar un enfriamiento. Además de un agradable descanso, notará una gran mejoría en sus ojos.

Para fortalecer las pestañas

Para fortalecer las pestañas, una receta de antaño recomendaba mezclar una cucharadita de **aceite de hueso de mamey**, una cucharadita de **aceite de ricino** y una cucharadita de **aceite de almendras dulces**. Hay que integrar todo en un frasco pequeño y usar este aceite por las noches, cuando ya vamos a tener los ojos cerrados, colocándolo sobre las pestañas con una torunda de algodón. Es importante tener cuidado y evitar que entre a los ojos para que no nos provoque molestia alguna.

Mal de orín, diuréticos, enfermedades del riñón, vías urinarias y vejiga

Mal de orín o cistitis

El **té de siempreviva**, tomado como agua de uso durante el día, es un efectivo remedio para eliminar los malestares provocados por el mal de orín (sensación de querer orinar, con ardor e irritación).

Irritación y ardor al orinar

Si tiene irritación y ardor al orinar, pruebe cualquiera de estas tres opciones que le darán magníficos beneficios:

- Hierva **un nabo** en un litro de agua durante media hora y deje enfriar; tome el caldo que resulte, como agua de uso, dos veces al día, sin sal ni miel. La primera taza de preferencia en ayunas, la siguiente, una media hora antes de la comida.
- Prepare un cocimiento con **10 hojas de peral** en un litro de agua, y tome una taza tres veces al día, de preferencia sin endulzar.

♦ Hierva un litro de agua, cuando suelte el hervor apague y agregue una hoja santa grande o dos pequeñas. Tape y deje reposar 20 minutos. Después de este tiempo, retire las hojas y tome este líquido como agua de uso.

Malestares al orinar

Para eliminar los malestares al orinar provocados por el poco consumo de líquidos o por comidas picantes, irritantes o muy condimentadas, le sugerimos una alternativa sencilla y efectiva: prepare un **té de alfalfa**, de preferencia fresca (dos varas grandes para dos litros de agua), y tómelo durante uno, dos o tres días como agua de uso. Puede usarlo por un tiempo prolongado sin ningún problema; por el contrario, el té de alfalfa beneficiará a su organismo porque aporta una importante cantidad de minerales a su sangre.

¿Sabía usted que... además de aumentar la secreción de la orina, por su alto contenido de minerales, **la alfalfa actúa como purificador**?

Malestares al orinar

Otra opción cuando se presentan molestias o ardores al orinar es tomar tres veces al día un cocimiento de **cebada**.

Ponga a hervir **100 g de cebada** en un litro y medio de agua, hasta que esté cocida. Tome esta preparación, de preferencia sin endulzar, durante el día, a la hora deseada.

Dificultad o ardor al orinar

Cuando se tiene dificultad o ardor al orinar, el **jarabe de pirul** puede ser una solución. Ponga a hervir **100 g de frutos de pirul** en dos litros de agua; déjelos hervir por 15 minutos. Luego, agregue **medio kilo de azúcar mascabado** y hiérvalo otros 15 minutos. Cuele, deje enfriar y agregue una pequeña porción de **jerez**. Envase en un frasco de vidrio y ciérrelo bien. Tome en frío dos o tres cucharaditas al día.

Orina escasa

Si su orina es escasa, prepare un cocimiento con **100 ml de jugo de berros** y **un litro de leche**. Déjelo enfriar y consúmalo durante el día en pequeñas porciones, de preferencia entre los alimentos.

Jarabe diurético

Prepare de la siguiente forma un excelente jarabe diurético: licúe **3 varas de espárragos** con un poco de agua y **30 ml de miel**. Cuele bien y hierva a baño maría hasta que espese un poco. Tome una cucharadita tres veces al día.

Para aumentar la orina

Otra opción más para aumentar su orina cuando es muy escasa: en litro y medio de agua ponga a hervir **50 g de caña** pelada, durante una media hora. Deje enfriar y tome cuatro tazas al día del cocimiento. Sentirá cómo aumenta y facilita su orina.

Infusión diurética y depurativa

Un excelente depurativo y diurético es la infusión de **cáscara de manzana** (la piel de una manzana por taza). Se toma como sustituto del té. Además de tener un agradable sabor, beneficia a nuestro organismo.

Para eliminar el exceso de sal

Consumir **agua de jamaica**, de preferencia poco endulzada, varias veces al día, nos permitirá eliminar sanamente el exceso de sal en nuestro cuerpo, además de que actúa como un excelente diurético, y proporcionará vitamina C a nuestro organismo.

Males de la orina

Otro tratamiento que ha sido considerado efectivo para tratar enfermedades de la orina es el siguiente: tome **sopa**

de cebolla tres veces al día durante las comidas. Prepárela con una buena cantidad de cebollas y partes iguales de agua y **leche**, con **una pizca de sal** y **sin condimentos**.

> A los ocho días se producirán orinas abundantes, por lo que se recomienda para eliminar piedras del riñón o curar la hidropesía.

Riñones y vías urinarias

Para ayudar en la recuperación de las enfermedades de los riñones y las vías urinarias, brinda excelentes resultados el cocimiento de **semillas de sandía**. Utilice 50 g de esta semilla por litro de agua. Lávelas muy bien, tritúrelas y póngalas a hervir. Deje reposar por unos 5 minutos y luego páselas por un colador. Tome este cocimiento como agua de uso, ya que le proporcionará grandes beneficios por sus importantes propiedades diuréticas.

Cálculos de vejiga o riñón

Existen muy diversas dietas y terapias naturales encaminadas a ayudar en el tratamiento de quienes padecen cálculos de vejiga o riñón. Un remedio complementario que resulta de gran utilidad para estos casos es el uso de caldo de **garbanzo**. Ponga a cocer, sin sal, **250 g de garbanzo** con suficiente agua (dos litros y medio o tres). Ya cocidos, tome un vaso de este caldo por la mañana, en ayunas, y otro antes de acostarse, durante diez o quince días. Luego descanse por otro periodo igual y vuelva a iniciar la toma. Repita las veces necesarias hasta conseguir resultados.

Problemas de riñón y vejiga

Una bebida recomendada para combatir los problemas de riñón y vejiga, e incluso para eliminar dolores artríticos, se prepara como sigue: en un mortero triture aproximadamente **250 g de cerezas** frescas junto con sus huesos. Después, hiérvalos en dos litros de agua; pase por un colador y utilice como agua de uso durante el día; tómela, de preferencia sin endulzar, y repita esta operación por un tiempo más o menos prolongado. Le brindará importantes beneficios.

Inflamación de vejiga

Para la inflamación de la vejiga y sensación de ardor al orinar, puede serle de gran utilidad tomar a diario dos o tres tazas de cocimiento de **hoja de pingüica**. Ponga a hervir un litro de agua y agréguele **seis cucharaditas** de hojas de pingüica. Déjelas reposar durante 10 minutos y luego páselas por un colador. Tómela durante el día y repítalo los días necesarios, hasta conseguir los resultados. Esta planta es de gran ayuda para tratar infecciones de la orina.

Un remedio recomendado desde años para problemas de inflamación de la vejiga es el **té de botones de pino** (cuatro botones para un litro de agua). Cuézalos durante 3 minutos, cuele y tome durante el día como agua de uso.

Vino tonificante y diurético

Para conseguir un vino tonificante y diurético agregue **25 g de romero** a **una botella de vino blanco.** Déjelo reposar bien tapado, por dos semanas, y páselo por un colador. Tome una copita diaria antes de la comida principal.

Retención de orina

Algunas veces se presenta la retención de orina que puede ser provocada por irritación o inflamación de la vejiga. Para este caso, un **baño caliente de asiento** relajará los tejidos y provocará que orine casi de inmediato. Puede repetirlo dos veces en el día y ayudarse, además, con el consumo de un **té diurético** o tomando **agua de jamaica**, sin azúcar, como agua de uso. Notará importantes mejorías. Evite, además, las comidas irritantes o muy condimentadas.

Incontinencia

Si el problema es la pérdida involuntaria de orina (incontinencia), haga un cocimiento de **10 g de hojas de anacahuite** en medio litro de agua y tómelo durante el día.

> **¿Sabía usted que...** este remedio sirve para los **niños que se orinan en la noche**?

Desparasitadores

Para desparasitar

El **aguacate** es un efectivo desparasitador. Hierva la cáscara de medio aguacate, y trozos de la delgada membrana que cubre el hueso en taza y media de agua; deje enfriar y tómela en ayunas, colada y sin endulzar, durante siete días. Si es necesario, tome un descanso de quince días y repita las tomas.

Otro excelente auxiliar para eliminar parásitos es el preparado de **semillas de calabaza** que se hace de la siguiente forma: muela **30 g de semillas de calabaza,** crudas y con cáscara, y cómase esto en ayunas. Debe esperar una hora para ingerir otro alimento. Al septimo día, tras hacer lo mismo, tome **40 ml de aceite de ricino.**

Otra manera de usar la **semilla de calabaza,** como un gran desparasitador, es la siguiente: por la noche, licúe en un vaso de agua **50 g de semillas de calabaza**. Deje reposar esta mezcla, tapada, durante toda la noche, para que la sustancia activa, que tiene la capacidad de matar a los parásitos, que es el ascaridiol, se diluya perfectamente en el agua. Por la mañana, vuelva a licuar para emulsionar bien la sustancia. Enseguida cuele y, si lo desea, agregue un poco de **miel**. Tome este líquido por la mañana, en ayunas, durante quince días. Descanse otros quince días y vuelva a hacer el tratamiento.

Este preparado, además de servir para desparasitar, es muy nutritivo pues contiene proteínas, grasas esenciales, vitaminas y minerales, y es recomendable para cualquier edad.

PIES

Mal olor y pies sudorosos, callos, grietas, hinchazón y cansancio, infecciones, llagas o úlceras, cómo blanquear y suavizar talones

Mal olor

Una forma de evitar el mal olor en los pies, causado por bacterias, es usar al final del baño una solución de un litro de agua con una cucharada de **bicarbonato**, para darles el último enjuague. Otra es usar una solución de media taza de **vinagre** en un litro de agua.

Pies sudorosos y mal olor

Los pies sudorosos y con mal olor son un problema común en nuestros días. Le sugerimos un talco sencillo y muy efectivo, además de económico. Consiga:

> 250 g de **talco natural** (se encuentra en tlapalerías)
> 250 g de **blanco de zinc**
> 50 g de **caolín**

Mezcle todo perfectamente y ponga este talco dentro de los zapatos.

Para desinfectar

Se dice que poner un puñado de **salvia** dentro de cada uno de los zapatos, por las noches, ayuda a desinfectar y controlar el mal olor. Sacúdalos muy bien por las mañanas, antes de usarlos.

Dolor de callos

Si desea calmar o eliminar un dolor de callos, le sugerimos algo sencillo y efectivo: utilice **un pedazo de cebolla** para frotar sobre el callo, varias veces al día. Ayudará a calmar el dolor porque la cebolla proporciona calor, además de que propicia el desprendimiento de las células muertas de la piel.

> La cebolla ayuda a que la zona del callo pierda dureza.

Callos

Para acabar con los callos de los pies, utilice el jugo lechoso que segrega la planta de la **higuera** al cortarla. Aplique el jugo directamente sobre la callosidad, varias veces al día, y durante un periodo considerable, dependiendo de lo gruesa y endurecida que se encuentre la callosidad.

Otra opción para suavizar callos difíciles es machacar **tres aspirinas** hasta hacerlas polvo; luego, hay que agregarles una cucharada de agua y otra de **jugo de limón** y mezclar muy bien hasta formar una pasta. Aplique esta pasta en los callos y meta el pie en una bolsa de plástico que deberá cubrir con una toalla húmeda y caliente. Espere ahí de 10 a 15 minutos y luego descubra el pie y talle las callosidades con una lija para pies o con una piedra pómez. Además de que le brindará un buen descanso, ayudará a que la zona endurecida se vaya reduciendo cada vez más.

Callos, juanetes y verrugas

Una forma sencilla de tratar los callos, juanetes y verrugas consiste en aplicar **yodo** sobre la zona: dos gotas cada noche al acostarse y por la mañana al levantarse. Repita la aplicación hasta conseguir los resultados deseados.

Callosidades

Para ayudar a reblandecer la piel con callosidades y eliminarlas poco a poco, prepare una combinación de **tres cucharadas de aceite de almendras, una de aceite esencial de sasafrás** y **una de trementina**. Mezcle muy bien, y con un pincel o una torunda de algodón aplíquela en la callosidad y cúbrala con un pedazo de franela.

Pies agrietados

Un talco muy efectivo para pies agrietados se prepara mezclando:

20 g de **almidón en polvo**
20 g de **ácido bórico**
20 g de **estearato de zinc**

Aplíqueselo una vez al día, después de lavar y secar muy bien sus pies. Obtendrá excelentes resultados.

Grietas por resequedad o roce

Si sus problemas son las grietas en los pies debido a resequedad o al roce de sus zapatos, utilice **un higo fresco**, machacado y puesto sobre la zona agrietada. Déjelo ahí de 10 a 15 minutos y repita esta operación las veces que lo necesite.

¿Sabía usted que... el **jugo del higo** ayudará a **sanar** y a **humectar** sus pies?

Cansancio e hinchazón

En caso de cansancio e hinchazón de pies, un fácil y rápido remedio puede ser bañarlos en agua caliente con **un poco de vinagre**. Esta sencilla práctica le ayudará, además, a contrarrestar el mal olor por pies sudorosos y le brindará un agradable descanso.

Pies hinchados

Una muy buena opción para el tratamiento de los pies hinchados es el **baño de malva** que se prepara con un puñado grande de esta planta y el agua suficiente (tres o cuatro litros) para cubrir los pies. Caliente el agua con la planta, deje hervir un poco y luego enfríe a una temperatura tolerable. Lave los pies con esta agua durante 15 o 20 minutos. Puede repetir el baño durante los días que sea necesario.

Infecciones en los pies

Para prevenir y eliminar ligeras infecciones en los pies, utilice cocimientos de hierbas como **albahaca**, **tomillo**, **manzanilla** y **marrubio,** para darse baños tibios de pies, por espacio de 15 o 20 minutos. Además de brindarle un relajante descanso a sus pies, los ayudará a mantenerse libres de infecciones.

Infecciones y pie de atleta

Para los problemas de infecciones en los pies, incluido el pie de atleta, puede ser de gran ayuda utilizar el **jugo de limón** para desinfectar, y luego aplicar una cataplasma de **ajo** machacado, agregándole un poco de **aceite de oliva**. Déjelo ahí media hora, enjuague y, luego de secar muy bien, aplique un poco de **maicena** o **talco** para evitar la humedad. Es muy importante que mantenga sus pies bien limpios y que repita la aplicación varias veces por semana hasta conseguir los resultados deseados.

Llagas o úlceras

Las **hojas de llantén** frescas y bien limpias, colocadas como cataplasma sobre los pies llagados o con úlceras, son excelentes para conseguir una cicatrización rápida. Cámbielas varias veces al día, cada vez que se marchiten o sequen.

Para suavizar talones

Para blanquear y suavizar talones y codos, mezcle **una cucharada de aceite de almendras, el jugo de un limón** y la cantidad de **maicena** que se necesite para formar una pasta ligeramente espesa. Colóquela sobre los codos y talones a manera de cataplasma. Déjela ahí durante unos 20 o 30 minutos y retírela con agua. Notará la diferencia.

Para combatirlos

Un importante auxiliar para combatir los parásitos de la cabeza, como las liendres y los piojos, es un té bien concentrado de **hojas de nogal** (tres cucharaditas de hierba para medio litro de agua). Después de que ha hervido y cuando ya se encuentra tibio, enjuague con él todo el cabello, dando un masaje suave al final del baño, y deje la infusión en la cabeza.

Para matar piojos y larvas

Un cocimiento muy concentrado de **hojas frescas de ruda,** utilizado para dar el último enjuague a su cabello, ya sin volver a usar agua, es excelente para matar piojos y larvas. Prepare el cocimiento en una proporción aproximada de **1cucharada de hojas** por 200 ml de agua. Puede también utilizar la planta seca de **ruda**, molerla bien y espolvorearla sobre la cabeza para acabar totalmente con todo tipo de parásitos.

PIQUETES DE INSECTOS

Moscos, abejas y avispas

Piquetes de mosco

Para los piquetes de moscos, diluya agua y **vinagre** en partes iguales y ponga pequeñas compresas de algodón sobre la piel lastimada. Ayudará a mitigar la comezón y secará lentamente los piquetes.

Una opción más para los piquetes de mosco, que provocan mucha irritación, o los de abeja, o cuando no se dispone de otro remedio más a la mano, es hacer una pasta de **bicarbonato de sodio** con un poco de agua y aplicarla sobre la zona afectada.

Picaduras de abeja

En las picaduras de abeja, retire el aguijón con cuidado, exprima con suavidad la zona afectada y aplique compresas de **vinagre**, que le calmarán el dolor y evitarán la inflamación.

Picaduras de avispa y abeja

Para las picaduras de avispa y abeja, un remedio rápido y efectivo que podemos tener a la mano es una abundante cataplasma de **perejil** machacado que se debe aplicar sobre la zona afectada. Es recomendable utilizar **una buena cantidad de perejil** para que suelte suficiente jugo.

Picaduras de abeja y otros insectos

Otra muy buena opción para las picaduras de abeja e insectos es el **carbón vegetal** molido. En un trapo húmedo coloque el polvo de carbón y amárrelo sobre la picadura; déjelo ahí 2 o hasta 3 horas, si la reacción es muy fuerte. Asegúrese de haber sacado el aguijón antes de poner la cataplasma. Pasado este tiempo, puede repetir la aplicación, si lo considera necesario.

PULMONES Y APARATO RESPIRATORIO

Debilidad pulmonar, alergias, irritaciones y problemas crónicos de vías respiratorias, congestión nasal, bronquitis, gripe, catarros, resfriados

Para fortalecer los pulmones

Para combatir la debilidad de pulmones y fortalecerlos, a **una penca de nopal** grande y algo gruesa, limpia, hágale un corte a lo largo como si la fuera a rellenar e introdúzcale **miel de abeja**. Déjela serenar toda la noche y cúbrala con un colador para evitar los insectos. A la mañana siguiente, ásela y cómasela en ayunas. Repita el procedimiento durante dos o tres semanas.

Padecimiento pulmonar

El **jarabe de llantén** se aconseja especialmente para quienes padecen de los pulmones. Coloque una buena cantidad de hojas (medio kilo) en un refractario de vidrio y añada una porción de **miel**, tape y ponga a hervir en baño maría, hasta obtener un jarabe. Cuele y guarde, ya frío, en un frasco de vidrio bien tapado. Consuma dos cucharaditas diarias.

Alergias y males crónicos

Desde muchas generaciones atrás se afirma que masticar **un trozo de miel en panal** todos los días, durante un tiempo considerable, ayuda a eliminar alergias y problemas crónicos de las vías respiratorias. Además de que proporciona cierta inmunidad para estos padecimientos.

> **¿Sabía usted que...** se afirma que comer **un trozo de miel en panal** y masticarlo por unos 15 minutos proporciona un efecto casi inmediato de **alivio** a la **nariz congestionada**?

Irritación de la mucosa pulmonar

El cocimiento de **dátiles,** más o menos concentrado y tomado como agua de uso, es muy eficaz para aliviar las irritaciones de la mucosa pulmonar.

Congestión de vías respiratorias

Para descongestionar las vías respiratorias, un excelente remedio es hacer inhalaciones con una mezcla que se prepara de la siguiente forma: en un frasquito de vidrio vierta **10 ml de aceite de eucalipto, 10 ml de aceite de menta** y otros **10 ml de aceite de pino**. Mézclelos muy bien. Ponga a hervir un litro de agua, retírela de la lumbre con cuidado y agréguele **diez gotas** de la mezcla de los aceites. Inhale los vapores colocando una toalla sobre el recipiente y su cabeza. Se recomienda que este procedimiento se lleve a cabo por las noches o cuando ya no va a estar expuesto a corrientes de aire.

Congestión por flemas

En las enfermedades del pecho y cuando hay dolor o mucha congestión por flemas, un cocimiento de **leche con berros** ayuda en forma notable (**100 g de berros** por **un vaso de leche**; puede endulzar con un poco de **miel**). Tome tres veces, durante el día.

Bronquitis o gripe

En las enfermedades del aparato respiratorio, como bronquitis o gripe, tomar como agua de uso durante el día cocimientos de **hierbabuena** ayuda a disminuir las secreciones catarrales y disminuye la inflamación de las mucosas.

Catarro

Cuando las vías respiratorias se encuentran afectadas por un catarro, un **té de ortiga**, **flores de malva** y **berros**, preparado con lo que tome con la punta de los dedos para una taza de agua, proporcionará una importante mejoría. Tómelo tres veces al día.

Resfriados

Las compresas de **mentol** son excelentes para resfriados o dolor en una articulación reumática. A **medio litro de alcohol** añádale **30 g de cristales de mentol**. Tome una pequeña cantidad de esta solución y agregue una cantidad igual de agua fría. Moje en ella una gasa o lienzo delgado, exprímalo bien y colóquelo en el cuello para los resfriados, en el pecho cuando hay tos, alrededor de alguna articulación o en la cabeza cuando hay dolor, pero tenga cuidado de que no entre a los ojos. Cúbrase siempre con una franela o toalla seca.

QUEMADURAS DE LA PIEL

Quemaduras leves por fuego, quemaduras leves de sol

Quemadura leve

Cuando sufra una pequeña y sencilla quemadura, abra **una penca de sábila** y frote suavemente sobre la zona o déjela ahí sujetada con un lienzo. Si la quemadura, aun de sol, es un poco mayor, corte una o varias pencas en pedazos, lávelas bien, licúelas con todo y cáscara con el **jugo de uno o dos limones** (las cantidades dependen de lo extenso del área afectada) y luego aplique la mezcla con un algodón. Además de que le ayudará a quitar el dolor, sanará más pronto.

Quemaduras leves

Mezclar **clara de huevo** con un poco de **aceite de linaza** y otro poco de **leche agria** es un remedio muy útil en caso de que se presenten quemaduras. Coloque una capa más o menos gruesa de esta mezcla sobre la zona afectada, y luego cúbrala con un lienzo de algodón mojado y exprimido en agua fría. Cambie el lienzo mojado cada 1 o 2 horas y aproveche para agregar en el área dañada otra capa de la misma mezcla, sin remover la anterior. Después vuelva a cubrir con el lienzo húmedo. Repita esta operación tres o hasta cuatro veces al día, dependiendo de la situación.

Otra opción es mezclar en proporciones iguales **clara de huevo** con **aceite de oliva** y aplicar en la piel lesionada. Es de gran ayuda para aliviar el dolor y ardor. Aplique cada vez que lo sienta necesario.

Quemaduras leves de la piel

Otra opción para las quemaduras de piel es utilizar, a manera de cataplasma, sobre la zona afectada **calabaza de Castilla** cruda (la de corteza dura) y bien machacada; déjela ahí por una hora o más y repita la aplicación varias veces hasta mitigar el ardor.

Ardor por quemaduras leves

En caso de ardor e irritación en la piel, provocados por quemaduras leves de sol e incluso por fuego, ralle la **papa** necesaria para cubrir en forma abundante el lugar afectado; colóquela como cataplasma y cámbiela más o menos cada hora.

¿**Sabía usted que...** esta cataplasma ayuda a reducir el ardor; **evita la inflamación** y que la piel produzca ámpulas (ampollas); **acelera la curación**, e impide la formación de cicatrices?

Irritación

Para la irritación de la piel provocada por exposición al sol y contrarrestar el ardor y el malestar siempre que no se trate de lesiones severas, utilice la **clara de huevo** colocándola directamente sobre el área afectada.

Quemadura de sol

A la piel quemada por el sol le puede ser muy favorable, además de quitarle el ardor, aplicarle **harina de haba** por un espacio de 15 minutos o más.

Un remedio casero antiguo, que proporciona alivio en casos de quemaduras de sol, se prepara revolviendo en partes iguales agua y **aceite de linaza**. Mézclelos muy bien y aplique sobre las zonas de la piel quemadas por el sol. Además de que le mitigará el dolor, ayudará a que la recuperación de la piel sea más rápida.

TOS

Enfermedades del pecho y catarros, gripe y jaquecas, flemas

Qué es la tos

"La tos no es una enfermedad sino un síntoma. Es un acto reflejo y un esfuerzo de la naturaleza para beneficiar y proteger al cuerpo. Luego que se ha quitado una partícula de polvo del ojo, la irritación continúa, como también la sensación de que aún hay algo. Esto, en cierto modo, explica lo que ocurre con la tos, pues se debe siempre a irritación y puede continuar cuando se ha quitado ya lo que la producía."

> **¿Sabía usted que...** en muchas ocasiones, una tos irritante puede cortarse sencillamente bebiendo **una taza de agua caliente**?

Para calmar la tos

Un excelente calmante para la tos es inhalar el **vapor de agua hirviendo**, sobre todo cuando a medio litro de agua se le añade **media cucharadita de tintura de benjuí**. Es muy importante que estas vaporizaciones se hagan de preferencia por las noches, para ya no quedar expuesto a corrientes de aire.

Tos después de un resfriado

La tos suele ser una molestia que nos acompaña mucho tiempo después de haber padecido un resfriado. Una forma saludable de combatirla es la siguiente: rebane **una cebolla** en rodajas, si puede conseguir cebolla morada, mucho mejor. Colóquela dentro de un refractario con tres cucharadas de miel. Tape el recipiente con papel aluminio y póngalo en baño maría hasta que la cebolla se cueza y suelte su propio jugo, lo que nos dará como resultado un jarabe dulce. Páselo por un colador y tómelo a cucharadas durante el día, sobre todo cuando la tos se presente. Puede repetir este remedio los días que sea necesario, ya que además proporciona mucha energía a su organismo.

Tos, tuberculosis y golpes internos

Para la tos, el reumatismo, la tuberculosis y los golpes internos, el **maguey** ha sido utilizado desde la antigüedad con excelentes resultados. Para ello, cueza una penca grande en el agua suficiente para cubrirla. Ya cocida, exprímale el jugo y póngala a hervir con **miel** o **melaza**; después tome a cucharadas durante el día el jarabe que resulta. Si quiere conseguir aún mejores resultados, utilice otras pencas de la misma planta para asarlas, ábralas por la mitad cuando todavía se encuentren ligeramente calientes y aplíquelas sobre el pecho, en caso de tos. Sobre la espalda, en caso de tuberculosis. En las articulaciones, en caso de reumatismo o sobre la zona golpeada, en caso de golpes internos.

Tos muy persistente

Para la tos muy persistente prepare este jarabe: mezcle cantidades iguales de **whisky**, **aceite de linaza** y **miel** y tome una cucharadita tres veces al día. Mantenga la mezcla en un frasco bien tapado, de preferencia de vidrio.

Jarabe para la tos

Prepare un excelente jarabe para la tos mezclando partes iguales de **limón** y **miel**; aparte, hierva por 2 o 3 minutos **un chile cascabel** en media taza de agua. Ya frío, añada esa agua al limón y la miel y mezcle muy bien. Tome una cucharadita cada vez que la tos se presente. El **té de gordolobo** o **de corteza de capulín** también puede ser de gran ayuda. Prepárelo de una o de las dos plantas combinadas; tómelo tibio y endulzado con miel.

Té para la tos

Otra buena opción para la tos es un **té de eucalipto** (cuatro hojas), **grama** (10 g aproximadamente) y medio litro de agua. Después de dejar hervir por unos 2 minutos, tome una taza tres veces al día. Se puede endulzar con **miel**.

Para quitar flemas

Para ayudar a remover las flemas y mitigar la tos que éstas producen, el **té de llantén con miel** resulta un excelente remedio.

Tos y catarros

Otro estupendo remedio para combatir la tos, las enfermedades del pecho y los catarros es el cocimiento de **un litro de leche** y **100 g de berros**; déjelos hervir; cuélelo después de dejarlo reposar por unos 10 minutos. Ya tibio, tómelo a cucharadas durante el día.

Tos y gripe

Un buen tónico que además calma la tos, combate la gripe y alivia las jaquecas se prepara con **pétalos de rosa**. Machaque pétalos frescos hasta que queden hechos pulpa y mézclelos con **miel**. Si utiliza 100 g de pétalos debe usar los mismos 100 ml de miel para hacer la mezcla, es decir, deben ir en partes iguales. Ahora, diluya la mezcla en una cantidad igual de agua y póngala a fuego lento durante 10 minutos, agitando continuamente. Espere hasta que el cocimiento se enfríe y envase en un frasco limpio de vidrio, de preferencia de color ámbar. Para tomarlo, disuelva **una cucharadita de este tónico** en **una taza de agua caliente** y obtendrá un delicioso té con muchas propiedades curativas.

UÑAS

Cómo fortalecer las uñas quebradizas

Para fortalecer las uñas

Puede ayudar a fortalecer sus uñas rascando **una papa cruda** durante unos minutos al día. Al principio hágalo con suavidad, pero al paso de los días rasque con más fuerza, ya que esto contribuirá a que sus uñas se vayan haciendo cada vez más resistentes.

Uñas quebradizas

Las uñas quebradizas pueden encontrar un excelente alivio de una manera sencilla: parta **una cebolla** por la mitad y rasque suavemente con las uñas sobre la parte jugosa; repítalo todos los días o, si es necesario, varias veces al día, haciéndolo cada vez con más fuerza. Notará una gran mejoría en sus uñas.

VÓMITO

Cómo calmarlo

Beneficio del vómito

Es importante comprender que **el vómito puede ser muy benéfico** cuando obedece a que el organismo está tratando de deshacerse de algo nocivo o que le cayó mal. Sin embargo, los consejos siguientes ayudarán al enfermo a recuperarse más rápido.

Vómito por estado nervioso

Cuando hay vómito por un estado nervioso cálmelo tomando una infusión muy ligera de **valeriana** y chupando **pedacitos de hielo**.

Para calmar el vómito

Otra recomendación para calmar el vómito es ésta: una tela de algodón mojada en **agua fría**, exprimida y doblada en dos o tres partes, se aplica sobre el vientre. Encima cubrir con una toalla seca para que haga reacción térmica.

Otra forma efectiva de ayudar a calmar el vómito es colocando un algodón mojado con **vinagre** sobre el ombligo.

Para aliviar molestias

Tomar una infusión de **menta**, **salvia** o **hierbabuena** calma el estómago y alivia las molestias.

Bilis, cálculos renales, circulación, corazón, depresión, diabetes, digestión, eliminación de toxinas, enfriamientos, infección e inflamación de ganglios, hígado, indigestión, inflamaciones, manos sudorosas, neuralgia facial, neurastenia, presión arterial, purificación del aire, sistema nervioso, sobrepeso, tónicos cerebrales, depurativos para el cutis, el hígado y las várices

Estado bilioso

En casos de estados biliosos es muy recomendable tomar en ayunas, y muy despacio, caldo de **pimiento morrón** hervido. Puede utilizar un pimiento para medio litro de agua y tomarlo por varios días seguidos hasta alcanzar la mejoría. Este caldo posee, además, un alto contenido de minerales que enriquecen la sangre.

Cálculos biliares y renales

Beber **una buena cantidad de agua** durante el día garantiza salud a nuestro cuerpo. Muchos médicos han afirmado que si todos bebiéramos suficiente agua natural los cálculos biliares y renales no se conocerían.

Mala circulación

En los problemas de mala circulación es de gran ayuda tomar varias veces al día, y por un tiempo más o menos prolongado, el siguiente preparado: ponga a hervir **cinco varas de apio** cortadas en trozos, en dos litros de agua, durante 5 minutos; deje enfriar y luego cuele; ya fría agregue el **jugo de cinco o seis limones** y tome esta agua, por lo menos tres veces al día, de preferencia unos 15 minutos antes de cada comida.

Várices, ácido úrico, herpes y otros males

Los problemas de circulación, várices, exceso de ácido úrico, dolores musculares y de articulaciones, neuralgias y herpes pueden encontrar un gran alivio en el preparado de **ajo**. Coloque en un frasco de vidrio muchos **dientes de ajo** pelados, sin que queden apretados. Agrégueles aguardiente y guárdelos bien tapados por un mes, moviendo de vez en cuando la botella. Luego de este tiempo, tome **25 gotitas** de este preparado en un vaso de agua, por las mañanas, de preferencia en ayunas.

> **¿Sabía usted que...** este preparado también lo puede utilizar para **problemas pulmonares o bronquiales**; y si hay mucho **dolor en una articulación**, es útil masajear el área con un poco de este concentrado?

Males cardiacos

Desde nuestros antepasados se han usado con gran eficacia las plantas medicinales **flor de manita, yoloxóchitl** y **flor de magnolia** para tratar las enfermedades cardiacas, en general, y para tonificar el corazón. De hecho, la flor de magnolia se conoce como la **flor del corazón**. Haga un cocimiento de un litro de agua con una pizca de cada una de estas plantas; déjelo hervir 5 minutos, tapado y a fuego lento; luego, déjelo reposar 10 minutos más. Cuélelo y tómelo como agua de uso durante el día. Puede utilizarlo un mes, descansar otro mes y repetir el tratamiento, si es necesario.

Sustos o impresiones

Cuando tenemos un fuerte susto o impresión y nuestro corazón late agitado, tomar despacio **un vaso de agua fría** funcionará como un buen tónico y lo hará latir más lenta y tranquilamente.

> **¿Sabía usted que...** el **agua caliente aumenta los latidos del corazón**, porque estimula la circulación al dilatar los vasos sanguíneos?

Depresión

Un apoyo para quienes tienen problemas de depresión es tomar un té que combine **hierbabuena, flor de tila, semillas de anís** y **azahar**. Tome al menos tres tazas diarias de este té. Vigile sus alimentos y dese un **baño de agua caliente con sal de mar,** por lo menos una vez a la semana.

Para relajarse

Prepare el **vino de valeriana,** famoso por su efecto calmante y relajante, de la siguiente manera: mezcle **una botella de vino blanco** y **25 g de valeriana** y deje reposar la botella durante dos semanas. Después cuélelo y tome una copita durante el día.

Diabetes

Un remedio que puede brindar grandes beneficios a los diabéticos, tomado como agua de uso, es el siguiente: hierva **una penca de nopal** limpia, **una calabacita** tierna, las cáscaras de **diez o doce tomates verdes** y un litro de agua. Después de que suelte el primer hervor, retire del fuego y déjelo serenar durante toda la noche. Tómelo al día siguiente como agua de uso.

Para hígado, riñones e intestino

Para ayudar a la digestión y beneficiar a nuestro hígado, riñones e intestino, una sencilla receta es el **té de cáscara tostada de naranja**. Tueste sobre un comal las cáscaras de naranja, después de haberlas puesto al sol unas 2 o 3 horas. Prepare con ellas una infusión y tómela al final de las comidas, si desea con un poco de **miel**. Si prefiere algo aún más sencillo de realizar, pero que también proporciona excelentes resultados, sustituya la cáscara de naranja tostada por **orejones de pera, manzana** o **chabacano**: hierva con el agua necesaria para que obtenga la cantidad idónea de té. Tómelo al final de las comidas.

> Este té, además de ayudar a la digestión, puede actuar como un suave laxante.

Toxinas y ácido úrico

Para eliminar toxinas de nuestro organismo, aliviar catarros crónicos o disminuir el ácido úrico que nos provoca dolores reumáticos, es esencial utilizar **berros** en nuestra dieta diaria. Puede consumirlos en forma abundante, al natural en ensaladas o sopas, como un ingrediente más de la sopa de verduras, por ejemplo. Además, tomar por las mañanas durante varios días seguidos un té de **30 g de hojas de nogal**, de **grama**, o de **zarzaparrilla** le proporcionará grandes beneficios.

Estimulación corporal

Utilice el **aceite de laurel** común para estimular su cuerpo, a partir de fricciones, después de que haya estado expuesto a enfriamientos o a inmovilidad prolongada. Puede prepararlo de la siguiente forma: ponga a hervir **100 ml de aceite de oliva** con **30 g de laurel**. Después de que ha soltado el primer hervor, deje por 5 minutos más antes de retirarlo del fuego, y luego déjelo reposar otros 10 minutos antes de colarlo. Guárdelo en un frasco de vidrio con tapa, de preferencia de color ámbar. Utilícelo para masajear suavemente las partes de su cuerpo que estén doloridas por el enfriamiento o después de una larga convalecencia en la que se haya encontrado en cama o haya permanecido casi sin movimiento.

Inflamación de ganglios

Para combatir infecciones e inflamación de ganglios es efectivo tomar el **té de apio y berros** endulzado con **miel**, dos o tres veces al día, de preferencia antes de cada comida. No lo utilice durante el embarazo.

Para desintoxicar el hígado

El hígado es el principal laboratorio del cuerpo; por ello, ya sea que tengamos o no un problema relacionado con este órgano, resulta conveniente que de vez en cuando realicemos un tratamiento de desintoxicación y depuración hepática a fin de beneficiar nuestra salud. Para ello use **cuatro naranjas agrias, cuatro cidras, cuatro litros de agua, una raja de canela, una copita de aguardiente de caña y una taza de miel.** Pique las cidras y las naranjas agrias, sin pelarlas; luego licúelas en los cuatro litros de agua, cuele todo y mezcle con los otros ingredientes. Guarde bien tapado y tome un vaso antes de cada alimento durante cuatro días; descanse otros cuatro y continúe así durante todo un mes.

Indigestión, raquitismo, falta de apetito

Para evitar la indigestión, la falta de apetito y el raquitismo, así como para fortalecer los pulmones, el licor de **raíz de Angélica** brinda excelentes resultados. Prepárelo mezclando:

10 g de **raíz de Angélica**
10 **almendras**
300 g de **azúcar mascabado**
1 litro de **aguardiente**

Deje macerar durante siete días en un frasco de vidrio bien tapado y tómese una copita después de la comida.

Úlceras, afecciones pulmonares

La cataplasma de **cuajada** es un remedio ideal para combatir inflamaciones, ayudar a sanar úlceras de la piel y calmar dolores y afecciones pulmonares. Para hacer esta cataplasma, primero corte la **leche** con un poco de **vinagre**: utilice dos cucharadas de éste por cada medio litro de leche. Ponga esta mezcla al fuego. Cuando la cuajada se haya formado quítele el suero, muévala un poco hasta formar una pasta o crema y aplíquela caliente o fría, según se desee, directamente sobre la parte enferma. Después vende muy bien con un lienzo de algodón para evitar escurrimientos; por lo mismo, es mejor aplicarla cuando el enfermo está en reposo. La aplicación puede durar 2 o más horas.

Manos sudorosas

El **licopodio**, nombre con el que se conoce al **azufre vegetal** extraído de plantas como el ajo, los berros, espárragos y espinacas, entre otros, es muy útil para combatir el problema de manos sudorosas. Fróteselas con este polvo que se puede conseguir en algunas tiendas de nutrición natural o en boticas.

Sobrepeso

Una buena ayuda para quienes tienen fuertes problemas de sobrepeso es tomar tres tazas al día de **té de marrubio**, media hora antes de cada comida. Utilice cerca de **20 g de la planta** para un litro de agua. Páselo por un colador y guárdelo así para consumirlo durante el día.

Neuralgia facial

Cuando aparece una neuralgia facial, una forma de ayudar a mitigar el dolor es colocar la mano y el brazo opuestos, en **agua caliente**, durante media hora, es decir, si el dolor se presenta en la parte derecha de nuestra cara serán la mano y el brazo izquierdos los que se introducirán en agua caliente.

Neurastenia

La neurastenia es el agotamiento nervioso causado por mucha tensión. Se presenta aunque uno coma bien y no tenga síntoma concreto de enfermedad. Además de que es importante vigilar muy de cerca la dieta que se lleva, la mezcla de las siguientes hierbas puede ser de gran ayuda: **una cucharada de estafiate** y **una de albahaca** por cada taza de agua que se va a preparar; otra opción: lo que tome con la punta de los dedos de **ruda, orégano** y **tomillo,** por cada taza de agua. Se recomienda tomar tres tazas al día.

> **¿Sabía usted que...** algunas **manifestaciones de la neurastenia** son un sentimiento de tristeza, dolor de cabeza, mareos, malhumor, fatiga, debilidad en las piernas o dolor de espalda?

Presión arterial

Una forma natural para aliviar y regular problemas de presión arterial, alta o baja, es tomar un cocimiento de **alpiste.** Ponga a hervir en un litro de agua **20 g de alpiste** hasta que éste reviente; déjelo 10 minutos en reposo; páselo por un colador y tome el agua durante el día, sin endulzar. Repítalo a diario por un tiempo considerable.

Para purificar el aire

Para purificar el aire de las habitaciones no hay mejor forma que quemar en un brasero o sahumerio, un poco de **romero**, **menta** y **albahaca**. Además de que proporcionan un agradable aroma, benefician nuestras vías respiratorias.

Melancolía

Para la melancolía y algunas otras enfermedades del sistema nervioso, agregue a **un vaso de aguardiente** una tercera parte de esta misma medida de **agua de melisa** o **toronjil** y otra tercera parte de agua de cocimiento de **azahares**. Añada **30 g de canela en polvo** y **tres cucharadas de azúcar**. Tápelo y déjelo reposar toda la noche y por la mañana fíltrelo y guárdelo en un frasco de vidrio bien tapado. Tomar de dos a cuatro cucharadas al día.

Tónico para el cerebro

Prepare con **pétalos de rosa** un excelente tónico para el cerebro, para aliviar jaquecas, calmar la tos y combatir la gripe. Machaque una buena cantidad de pétalos de rosa frescos hasta hacer una pulpa; agrégueles un tanto igual de **miel** y otro tanto igual de agua. Ponga todo en un recipiente a baño maría, a fuego lento, durante 10 minutos, moviendo constantemente. Déjelo enfriar y guárdelo en un frasco de vidrio limpio, de color ámbar. Para usarlo, disuelva una cucharada de este preparado en **un vaso de agua caliente** y tómelo como té. Además de ser un magnífico tónico tiene importantes propiedades curativas.

Tónico para el cerebro

Se considera que el **té de jengibre** es un estupendo tónico cerebral, ya que quita la sensación de pesadez en la cabeza.

> **¿Sabía usted que...** además, el **té de jengibre** aguza la inteligencia y aviva la memoria?

Infusión para diversos males

El agua de **cebada** se ha usado como remedio casero desde muchas generaciones atrás para aliviar estados nerviosos, insomnios y alergias derivadas de la falta de calcio. También se ha usado para combatir malestares en la dentición de los bebés, problemas de gastritis, colitis y úlceras estomacales. El siguiente remedio también ha sido utilizado como tónico para el cutis y para mejorar el ánimo: cueza **una taza de cebada perla** en dos litros de agua; ya cocida, quite del fuego. Lave **cuatro naranjas** y **dos limones** y añada el jugo de ambos al agua de cebada, endulzando con **miel**; guarde en el refrigerador y tome como refresco.

CONSEJO

Este tónico es ideal para niños, enfermos y ancianos.

Tónico depurativo para el cuerpo

Un buen tónico depurativo para el cuerpo es el **vino de romero**. Para prepararlo, tome unas cuantas **ramitas de ro-**

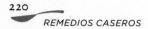

mero, córtelas en trocitos y vacíelas en **una botella de vino blanco**. Puede empezar a usar esta infusión después de 24 horas, tomando tres cucharadas cada día.

Úlceras varicosas

En las úlceras varicosas de las piernas, use un cocimiento de **apio** (cinco varas completas para dos litros de agua). Déjelo enfriar y lave con éste la zona lesionada durante unos 10 minutos; después machaque las varas de apio que coció y utilícelas como cataplasma sobre la parte ulcerada. Manténgalas ahí durante 1 o 2 horas y repita esta curación por varios días.

Este cocimiento, además de que le brindará un importante descanso a sus piernas, ayudará a la cicatrización.